U0200761

除了野蛮国家，整个世界都被书统治着。

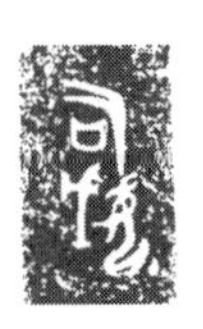

司母戊工作室
诚挚出品

别丧了，一点也不酷

摆脱无力感的积极人生创造法

「やる気が出ない」が一瞬で消える方法

[日]大岛信赖——著

胡素芳——译

人民东方出版传媒
東方出版社

图书在版编目（CIP）数据

别丧了，一点也不酷：摆脱无力感的积极人生创造法 / (日) 大岛信赖著；
胡素芳译. -- 北京：东方出版社, 2020.12

ISBN 978-7-5207-1723-6

Ⅰ. ①别… Ⅱ. ①大… ②胡… Ⅲ. ①精神疗法 Ⅳ. ①R749.055

中国版本图书馆CIP数据核字（2020）第200372号

别丧了，一点也不酷：摆脱无力感的积极人生创造法
（BIE SANG LE, YIDIAN YE BU KU: BAITUO WULIGAN DE JIJI RENSHENG CHUANGZAOFA）

作　　者：［日］大岛信赖
译　　者：胡素芳
策　　划：王若菡
责任编辑：王若菡
封面设计：泪　呆
出　　版：东方出版社
发　　行：人民东方出版传媒有限公司
地　　址：北京市西城区北三环中路6号
邮　　编：100120
印　　刷：三河市金泰源印务有限公司
版　　次：2020年12月第1版
印　　次：2020年12月第1次印刷
开　　本：880毫米×1230毫米　1/32
印　　张：6.125
字　　数：98千字
书　　号：ISBN 978-7-5207-1723-6
定　　价：49.80元
发行电话：（010）85924663　85924644　85924641

前言

故障的原因难以察觉

大家都有过陷入如下状态的时候吧。

- 次日一早要做演示，期限这么清楚，却直到夜深了还没开始准备资料。
- 被明令“立刻完成”一项工作，却做起了其他事，把该做的工作一直往后拖。
- 明知只要考取了某种资格证就能提高待遇，可是学习、备考总是难以上手。
- 在别人画重点时，很难集中注意力。
- 想到将来就很不安，但又缺乏“现在抓紧努力”的力气。
- 被上司说了难听的话以后，工作时更迟钝了。
- 如果有令人沮丧的活动等在前面，就会什么都不想干。

我作为咨询师进行了 7 万多场临床咨询。其中，许多来访

者都像前面列举的那样，感觉“丧”“提不起精神”“没干劲儿”，完全控制不了自己。此外，还有父母因担心陷入丧气状态、把自己关在屋子里的孩子而来拜访我。在他们看来，没干劲儿、不想动的理由不外乎“生性懒惰”“意志薄弱”“总是喜欢往后拖的性格”等。也就是说，他们都认为，患者是由于自身的性格问题或者心理上的软弱，才陷入了这样的状态。

还有人以为，是不是读些励志类的图书，让自己的思想变得积极，就能够摆脱这种状态呢？虽然这样的做法在短时间内确实能让人变得向前看、有动力，但是一旦遇上点小挫折，这些人就又会被绊倒，遇到所谓的“反弹”（rebound），有时反而会变得更加没干劲儿。长此以往，他们将会自责，因为“意志薄弱”、无法坚持实现目标而更加厌弃自己。有过这样体验的人想必不在少数。

明明是自己的身体、自己的思想，自己却完全无法控制，这是为什么呢？首先，我想告诉你：大家所认为的造成无力感的原因基本上都是不真实的。本书第 1 章将对此进行详细说明。很多时候，无力感其实是由外部因素导致的。由于未能客观地认识（在本书中称为“外化”）这些原因，所以就会发生这样的恶性循环：因自己的无力感而无意识地进行自责，继而变得更加没干劲儿。

提不起干劲儿的状态就相当于人的心理发生了故障。“故障”（bug）是计算机术语，指程序中的错误。由于存在这样的故障，系统整体便会出现问题，有时还会引发系统崩溃。

就像程序上的一个故障会导致计算机无法启动一样，心理上的一个故障有时也会使人自身无法启动，给正常生活造成障碍，导致无法预想的健康损害。而且，由于导致故障的原因大多潜藏在一个人平时意识不到的事物中，所以患者自己基本上是无法察觉到导致故障的原因所在的。

如果能找出故障发生于何处，就能够予以修正。通过阅读本书，你必定能够找出导致故障的原因，并进一步看到其具体的表现。只要能认识到问题究竟出在哪儿，看待现状的方式就会有所改变，也就能够实际感受到自己的变化，重新找回自信。可能你会觉得我在本书中介绍的疗法与心理学或精神病学的通常做法不大一样。但是，这只是为了让你能够客观地找出故障的原因并予以纠正（也就是进行外化）而采取的一种方式。

第 1 章讲的是为了不被无力感打败，你需要预先知道的一些基本知识。例如，如果对已经出现的无力感放任不管、听之任之，会导致哪些问题。

第 2 章至第 4 章讲的是导致无力感的三大因素：万能感（第 2 章）、被他人嫉妒（第 3 章）、大脑的网络（第 4 章）。单单在前言里这么列举，大家可能并不明白它们分别代表什么。在后文中，我将分别介绍一些案例，对引起无力感的机制进行说明，并且传授一些具体的消除故障的方法。

祝愿大家都能够清除心中的“故障”，摆脱无力感，心情美美的！

目录

02 万能感导致无力感 _037

03 嫉妒攻击导致无力感 _087

01

糟糕的无力感

没干劲儿容易被周围的人看不起。赶不上截止日期的人、三天两头向公司请假的人，往往被认为“纯属懈怠”。此外，这样看待别人的人，一旦自己也陷入无力感之中，就会倾向于自责，根本无法容忍自己这么懈怠。而且很多人，尤其是男性，往往对找心理咨询师进行咨询存在抵触情绪，症状不严重的话大多会置之不理。

在本章中，我将对无力感与哪些问题有关、为什么提不起干劲儿很糟糕等大家应当有所了解的基本知识进行说明。

无力感会损害健康

在本书中，我使用了“无力感”（無気力）和“提不起劲儿”等用语，但这一状态在心理学上的术语称为“习得性无助”（learned helplessness）。

习得性无助是指，如果即使持续努力也得不到期望的结果，那么长此以往下去，个体就会变得不论干什么都觉得没意思、多此一举，从而放弃走出现状的努力，也就是对所有的一切不再抱有希望，产生无力感，不想动弹。

关于习得性无助，美国心理学家马丁·塞利格曼（Martin E. P. Seligman）进行过一个著名的实验。在实验中，实验者将狗分别关进两种不同的笼子里，在笼子的金属栏杆上通电流，对狗施加电击。

- 在笼子①中，若狗按下按钮，就能够终止电击；
- 在笼子②中，狗不论做什么都无法终止电击。

笼子①中的狗学到的是，只要按下按钮就能终止电击，于是它只要遭到电击就会立刻去按按钮；而笼子②中的狗学到的则是，不论自己做什么都无法终止电击，于是它不会采取任何行动。

在此之后，将两条狗都转移到只要按下按钮就能够避免电击的笼子里，结果发现来自笼子①的狗采取了避免电击的行为，而来自笼子②的狗则什么都没做，只是一直忍耐。

这个实验是针对狗的，后来有实验者用令人不快的噪声取代电击，对人类被试进行类似的实验，也得到了同样的结果。如果在实验前半段无法让令人不快的噪声停止，那么在实验后半段能够让噪声停止时，人们成功地让噪声停止的概率也会更低。

这个实验说明，人的无力感是经由体验而被动地学习到的。

在日常生活中也是如此：如果一个人总是受到指责，那么他的大脑状态就会变得与遭受电击的狗或听到噪声的人类被试相近。如果被“你不行”的电流持续击中，这个“不行”就会自动重现，让人先入为主地认为自己“不行”，于是就真的变得“不行”了。

许多实验已经证明，这种习得性无助带来的损害不仅是精神上的，还与身体健康受损有关。其中一个代表性的例子就是，这种状态会导致胃溃疡和癌症。

据报道，在无法逃离（自身无法控制）条件下持续遭受电击的老鼠，更有可能患上重度胃溃疡、癌症，且病情会迅速恶化。此外，在以人为实验对象的实验中也得出了以下结果：在无法逃离高强度压力的情况下，人体的免疫系统会发生变化 。[①]

---

① 一般认为，免疫系统的变化会对与过敏有关的疾病及癌症产生影响。上述研究结果参见：大芦治《無気力なのにはワケがある》第 3 章《無気力が健康を害する》（NHK 出版新書）；Weiss，J.M. 1968 Effects of coping responses on stress. *Journal of Comparative and Physiological Psychology*, 65(2) 251–260；久野真由美、矢泽久史、太平英树，2003《学習性無力感の生起事態における特性的自己効力感と免疫機能の変動》（《心理学研究》73，No.6, 472–479）。

激发干劲儿的神经递质

在人脑中，有各种各样的神经细胞，它们承担着对事物进行推理、判断、记忆、学习等认知功能，以及感受喜怒哀乐的功能。这些神经细胞彼此间会互相发送电信号。

负责在这些神经细胞之间传递电信号的，是被称为“神经递质”的化学物质。其作用原理是，这些神经细胞中有用于接收神经递质的受体，因此神经细胞间能够经由神经递质你来我往。神经细胞经由神经递质而彼此连接，使得人类能够发挥智力、拥有喜怒哀乐。

承担着这种功能的神经递质据说有好几十种，甚至多达 100 种以上。其中，多巴胺（dopamine）、肾上腺素（epinephrine）、去甲肾上腺素（norepinephrine）、5- 羟色胺（serotorin）等激素是广为人知的。

在此我先给出结论：据说，患有习得性无助的人的脑部同时缺少两种神经递质——去甲肾上腺素和 5- 羟色胺。

去甲肾上腺素具有提升交感神经的活动，使末梢血管收缩、血压上升的效果。此外，当去甲肾上腺素被释放时，人会产生意愿，同时也会出现紧张或兴奋的状态。

5- 羟色胺则会抑制去甲肾上腺素或多巴胺[①]的作用，与精神上的安定及维持平常心有关。据说，如果 5- 羟色胺的作用减弱，会引发不安或抑郁症状。

另外，虽然一般认为患有习得性无助的人，大脑中的去甲肾上腺素或 5- 羟色胺水平较低，但是降低的原因尚不清楚。不过如果单从治疗的角度来看，为了减轻患者的症状，只要设法提高其分泌量就可以了。

如果去甲肾上腺素或 5- 羟色胺的水平刚好适度，会产生良好的效果；但是如果分泌过剩的话，也会对生物体造成负面影

① 多巴胺是肾上腺素的前体物质，负责传递兴奋、觉醒。

响。因此，人体中还有用于破坏掉分泌过剩的去甲肾上腺素或5- 羟色胺的单胺氧化酶（MAO）。

• 习得性无助与去甲肾上腺素

上文中提到的那个发现老鼠会患上胃溃疡的研究者韦斯（Weiss），通过两个实验，提出了去甲肾上腺素和习得性无助的关系问题。

首先，进行实验①：用图 1 所示的装置，分别测量老鼠在三种不同的条件下分泌去甲肾上腺素的量。

- 避免组（条件 1）：施加电击，但是可以从中逃离；
- 联动组（条件 2）：施加与避免组同等程度的电击，且无法从中逃离；
- 对照组（条件 3）：不施加电击。

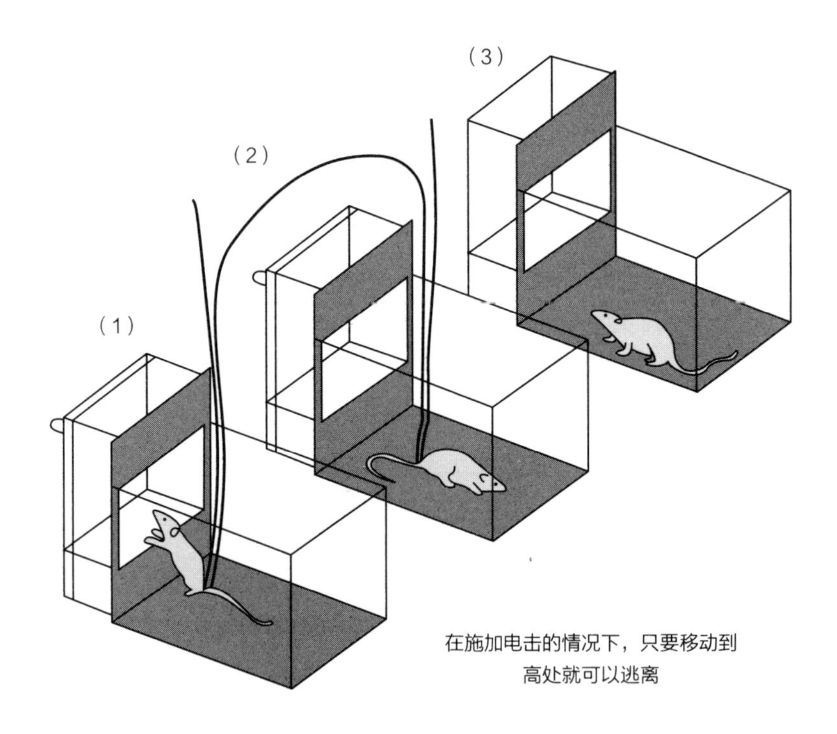

图 1 韦斯的实验装置（实验①）

在实验①中，对处于这三种条件下的老鼠（共计 33 只）分别施加大约 70 次电击，持续时间为 2.5~3 小时。

结果显示，分泌去甲肾上腺素最多的是避免组（条件 1）的老鼠。联动组（条件 2）和对照组（条件 3）的老鼠的去甲肾上腺素水平大致相同，都比避免组（条件 1）的老鼠少。

在实验②中，仍然将老鼠置于与实验①相同的三种条件下，即避免组（条件 1）、联动组（条件 2）、对照组（条件 3），分别测量老鼠的去甲肾上腺素水平。只是与实验①相比，实验②所使用的装置以及实验时长不同。

如图 2 所示，老鼠为了逃离电击，需要拉拽吊在面前的圆盘。实验持续进行 48 小时。

在实验②中，整体而言，老鼠的去甲肾上腺素水平比实验①更低。与实验①相同，分泌去甲肾上腺素最多的是避免组（条件 1）的老鼠；对照组（条件 3）的老鼠次之；分泌量最少的是联动组（条件 2）的老鼠。

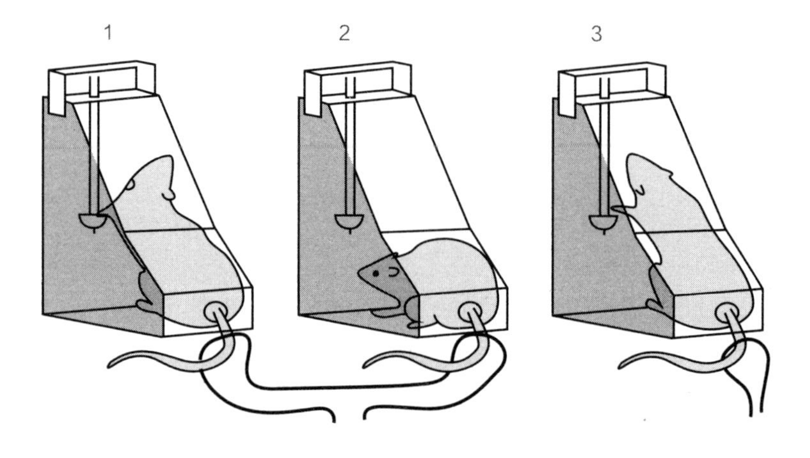

图 2 韦斯的实验装置（实验②）

● 去甲肾上腺素减少的条件

通过上述这些实验，可以得出什么结论呢?

与实验②相比，实验①中老鼠经受电击的时间较短。此外，就避免组（条件 1）的老鼠必须完成的任务而言，与实验②（拉拽圆盘）相比，实验①（移动到高处）更简单。

研究者认为，正是这两个差异影响了老鼠去甲肾上腺素的分泌。可以说，实验②中的老鼠处于比实验①更加残酷的环境中。换言之，虽说在两种情况下都同样是遭遇了自身无法控制的事态，但是由于忍耐的时间以及问题难易程度不同，导致了去甲肾上腺素水平的不同。

在实验①中，联动组（条件 2）和对照组（条件 3）老鼠的去甲肾上腺素水平差异不大。也就是说，在这两种条件下，老鼠产生无力感的程度大致相同。这表明，由于与实验②相比，实验①的环境比较容易忍耐，所以联动组（条件 2）的老鼠即使受到电击的压力，也能够忍受。

而在实验②中，与对照组（条件 3）的老鼠相比，联动组（条件 2）的老鼠分泌的去甲肾上腺素更少。这想必是因为联动组（条件 2）的老鼠千方百计想要避免电击，却仍然无法如愿，于是变得彻底绝望，这才不得不忍耐。不仅如此，由于这样的残酷状态长时间持续，不知何时才能结束，所以老鼠的绝望感会进一步增强。研究者认为，在实验②中，联动组（条件 2）老鼠的去甲肾上腺素水平之所以会降低，就是与此有关。

之前已经提到过，当去甲肾上腺素被释放时，个体的意愿会增强，但是同时也会带来紧张的状态。因此我们认为，应对电击并且成功地从中逃离的老鼠保持着既紧张又有意愿的状态，即与无力感截然相反的状态，所以这些老鼠的去甲肾上腺素水平更高。

在上述两个实验中，都是避免组（条件 1）的老鼠分泌的去甲肾上腺素更多，其理由可能与上述机制有关。

但是，如果在长达整整 48 小时的时间里，一直处于严酷的环境之中，那么去甲肾上腺素的分泌量也会是有限度的。实验②中老鼠的去甲肾上腺素水平总体降低，可能就是由于这一原因。

综上所述，在产生了习得性无助的大脑中，去甲肾上腺素水平会降低。同时，这个实验还告诉我们，在直面不可控的困难状态时，大脑内出现的生理现象与习得性无助的症状相同 。[①]

● 重要的 5- 羟色胺调节

许多研究报告指出，作为神经递质的 5- 羟色胺也与习得性无助有关。这些实验结果说明，5- 羟色胺不足的确会引起习得性无助。

然而，神经递质分泌过度也会引发问题。

如前所述，当电信号在神经细胞之间传递时，会释放出神

---

① 参见：大芦治《無気力なのにはワケがある》第 4 章《無気力がうつ病を招く》（NHK 出版新書）。

经递质。5- 羟色胺也是以这种方式释放出来的，有特定的 5- 羟色胺受体负责接收这些 5- 羟色胺。

此时，如果 5- 羟色胺分泌得过多，使得作为接收方的 5- 羟色胺受体也过度增加，5- 羟色胺的效果就会减弱。因此，在受体过度增加的情况下，通过阻断一部分受体，能够提高游离于神经细胞之间的 5- 羟色胺的水平。

阻断受体需要花费相当多的时间，在此期间个体必须安静地一动不动。从这个意义上来说，出现无力感（即 5- 羟色胺水平降低）的人需要好好休息。若是在休息过程中强迫自己“必须努力”，拼命给自己鼓劲儿，5- 羟色胺会再次一下子释放出来，从而导致受体增多，5- 羟色胺的效果反而又会减弱。

在这种情况下，由于 5- 羟色胺受体过度增加，使得 5- 羟色胺的效果无法发挥，因此一些人会在某一时刻突然失去干劲儿。

当前比较常用的抑郁症治疗药物 SSRI，全名为“选择性 5- 羟色胺再摄取抑制剂”（Selective Serotonin Reuptake Inhibitor）。

正如其名字所说，这种药物具有抑制对 5- 羟色胺的再摄取的作用。它可以阻断与新增加的 5- 羟色胺同时增加的受体，从而防止出现 5- 羟色胺因被受体再摄取而减少的情况。

5- 羟色胺因受体被阻断而无处可去，在神经细胞之间游离，这样大脑中的 5- 羟色胺水平便提高了。

习得性无助与抑郁症

读到此处的读者可能会觉得，虽说是在讲习得性无助，感觉倒有点像是在阅读关于抑郁症的记载。

这种感觉无疑是颇有道理的。各种各样的实验结果以及医学论文，都已经发现了习得性无助和抑郁症之间存在非常多的类似关系及共同点。

如果只看症状，二者的不同是很难分辨出来的。想要好好工作或者认真学习，却总是意愿不足；看着电视浑浑噩噩地度过一天又一天；屋子里一地鸡毛却压根就懒得打扫收拾；辗转反侧彻夜难眠……这种种状态究竟是习得性无助还是抑郁症，一般人很难做出判断。

无力感以及意愿的减退的确也是抑郁症的主要症状。但是，就习得性无助而言，产生无力感的领域一般只限定于本职工作

（工作或学习等），而抑郁症患者则是对全部日常生活都产生了无力感。

当前，供医生进行抑郁症诊断的标准，有世界卫生组织（WHO）的《国际疾病分类》（*International Classification of Diseases, ICD*；最新版为*ICD-11*，于2019年5月获得通过）、美国精神病学会的《精神障碍诊断与统计手册》（*Diagnostic and Statistical Manual of Mental Disorders, DSM*；最新版为*DSM-5*）等。

抑郁症和双相障碍（即躁郁症）的表现有：情绪低落，对事物失去兴趣、漠不关心，无法感受到喜悦的情绪，觉得乏力、容易疲劳。此外，在《国际疾病分类第10次修订本》（*ICD-10*）中还列出了如下症状：

- 专注力、注意力下降；
- 变得缺乏自信，自我评价降低；
- 有负罪感，认为自己一无是处、毫无价值；

- 对未来感到悲观；
- 产生自残、自杀的念头，或者付诸实施；
- 睡眠障碍；
- 食欲不振。

如果这样的症状持续两周以上，就会被诊断为抑郁症。《精神障碍诊断与统计手册》中也载明了具体的诊断标准，与上述内容相差不大。

根据上面列举的症状可知，习得性无助的症状与所谓的抑郁症在很多方面都是一样的。

目前已经明确，抑郁症的产生也与去甲肾上腺素或5–羟色胺不足有关。毫无疑问，不论是症状还是机制，习得性无助都与抑郁症有着“剪不断，理还乱”的关系。可以说，如果对习得性无助听之任之，最终很可能会导致抑郁症。

● 抑郁症的势头正在增长

在上文中，我从多个角度对抑郁症与习得性无助的共同点进行了说明。据说，在过去几十年里，日本的抑郁症患者数量一直在增加。根据厚生劳动省所做的患者调查，估计 2014 年全日本抑郁症（含双相障碍）患者的数量为 111.6 万人。

此外，在被认为包含了轻度抑郁症的“神经官能症、应激相关障碍以及躯体化障碍”这个类别下，据估计还有 72.4 万名患者。

鉴于以上数据，因抑郁症类疾病而到医疗机构求助的患者，粗略估计超过 180 万人。不仅如此，据说很多抑郁症患者并不会到医疗机构就诊，因此实际的患者数量只会比调查医疗机构所得到的数量更多。

作为对比，在此次调查中，与精神分裂症有关的患者数量为 77.3 万人，排在日本人死因第一位的癌症（恶性肿瘤）患者数量为 162.6 万人。

厚生劳动省的患者调查显示，日本的心境障碍患者数量在 1996 年为 43.3 万人，1999 年为 44.1 万人，大致持平；但在 2002 年显著增加到 71.1 万人（需要注意的是，抑郁症并不是通过检查出的数值就能够明确地进行诊断的疾病，因此只要诊断标准稍有变化，患者数量也会出现差异）。

我们还可以看看下面这些研究结果。

据悉，在欧美，过去 12 个月曾经历过抑郁症的人的比例为 1%~8%，迄今为止经历过抑郁症的人的比例为 3%~16%；在日本，过去 12 个月曾经历过抑郁症的人的比例为 1%~2%，迄今为止经历过抑郁症的人的比例为 3%~7%①。也就是说，日本人患抑郁症的比例比欧美低。不过，一般认为女性、年轻人更容易患抑郁症，而根据研究报告，在日本，中老年人患抑郁症的概率也比较大。因此研究者认为，日本的特征是社会经济因素对抑郁症的影响较大。

① 参见：川上憲人 「世界のうつ病、日本のうつ病—疫学研究の現在」「医学のあゆみ」219（13），925–929，2006。

虽说与欧美相比，患有抑郁症的人的比例较低，但是大概在 2000 年之后，日本患有抑郁症的人数的确是增长得非常快的。如果按照上文的说法，抑郁症和习得性无助之间有着密切的关系，那么这一事实也就意味着，在日本，表现出无力感的人数近年来也在日益增加。

不仅如此，中老年人患抑郁症的人数多这一事实还表明，有相当数量的人在步入社会甚至是达到高龄后陷入了无力感之中。

天气冷也会导致无力感

导致无力感的原因多种多样，并非只有单纯的一两个原因。要解读这一习得性无助和抑郁症的主要症状，可以从它与寒冷、季节、气温的关系开始说起。

尤其是对于甲状腺功能有问题的人来说，由于寒冷的影响，也容易产生无力感。甲状腺分泌的激素称为甲状腺激素，包括四碘甲状腺原氨酸（T4）和三碘甲状腺原氨酸（T3）。通过与肌肉的结合，甲状腺激素可以转变为能量，增加力气，促进新陈代谢。此外，甲状腺激素如果进入大脑，会使大脑功能更加活跃。

甲状腺功能低下的人会因为寒冷的影响而使得甲状腺激素无法正常分泌，因此感觉没有力气，身体觉得累，不想动。然而越是不动，甲状腺激素就越无法分泌。因此，甲状腺功能低下的人在寒冷的环境下容易水肿、发胖。

有氧运动可以有效提高甲状腺的功能，其中慢跑比步行更有效。甲状腺功能低下的人一旦运动，会长出很多肌肉。其原因在于，甲状腺激素会与肌肉结合转变为能量，但是由于甲状腺功能低下的人不容易分泌这种激素，所以一旦运动起来，肌肉的负荷就会比普通人更大。这样一来，肌肉容易受伤，由此促进了肌肉的再生，使得肌肉渐渐增多。一旦肌肉发达，那么以后动起来就更容易了。

如果能在冬天坚持锻炼，那么从下一年开始就会觉得轻松多了，大脑的效率也将全然不同。从这个意义上来说，坚持运动非常重要。如果坚持进行运动的话，会实际感受到“啊，真的变轻松了哦”，由此顺利摆脱提不起干劲儿的状态。

心理咨询师的应对方法

接下来，我会以心理咨询师的身份，介绍我为治疗无力感而采用的疗法。我并不是医生，所以不能针对某种症状做出诊断并开出处方。我关注的只是面前的来访者到底在为什么而困扰，将治疗重点放在帮助来访者摆脱那些令其困扰的状况上。因此，当陷入无力感而苦不堪言的来访者出现在我面前时，治疗的最优先事项是帮助其摆脱没干劲儿的状态。

从这一立场出发，处于无力感之中的人究竟得了什么病，实际上并无关系。因为问题不在于给病症起个什么样的名字，而在于怎样才能让来访者摆脱无力感。

至此，为了尽可能地便于理解，我针对无力感与大家都很容易联想到的习得性无助及抑郁症之间的相似性，从科学以及社会的角度进行了说明。但是，如果关注没干劲儿这种状态，就会发现除了抑郁症和习得性无助之外，还有很多疾病的症状中都包含类似的状态。

症状中包含无力感的主要疾病有：

- 精神分裂症
- 发展障碍
- 帕金森氏病
- 痴呆症
- 药物依赖
- 更年期障碍
- 脑血管障碍（脑梗死、脑出血等）的后遗症
- ……

上文中已经说到，虽然我们已经知道了患有习得性无助的人，大脑中的去甲肾上腺素和5-羟色胺水平较低，但是降低的原因尚不清楚。不过如果要在这种情况下考虑治疗方式的话，只要设法提高其分泌量就可以了。

同样，在心理咨询的现场，即使病症的机制、原因尚未在科学上得到阐明，最重要的是找到合适的方法，帮助面前的来访者脱离苦海。

我平时使用的心理学方法叫作“短期疗法”，就是以在较短时间内帮助来访者解决问题为目的的。

短期疗法原本是由美国精神科医生、催眠治疗师米尔顿·埃里克森（Milton Erickson）所倡导的理论。例如，针对无力感等问题，可以让来访者留意到造成问题的特定的沟通模式，通过改变这些沟通模式，就能够使问题得到解决。

在有些情况下，无力感会导致患者与他人进行交流、对话的意愿降低，只想安安静静、自我封闭地生活。长此以往，这些人便很有可能陷入学生不愿上学、职场人不愿上班的状态，成为所谓的“家里蹲”。倦怠感、情绪低落、睡眠差则会使人对周围的一切感到疲倦，觉得活着本身已经很不容易了……请一定要注意，以无力感为起点，人们很可能会陷入非常危险的状态。

因此，作为应用短期疗法的治疗师，我始终在探索，如何在尽可能短的时间内缓解来访者的痛苦。

● “外化”的理念

在本书的前言中已经简略提到过，我所使用的心理疗法（短期疗法）中，最重要的理念就包括“外化”。

外化是指，对来访者明示“你痛苦的根源在于自身之外的问题”。也有一种与外化相反的理念，叫作“直面”。曾经有一段时期，流行使用“直面”的方式，那时的心理咨询师会故意指责来访者，比如：“你总是心不在焉、马马虎虎的，才会出这样的问题。”“你缺乏毅力，戒不了的！”“都让你注意啦，为什么还要做这种事？”心理咨询师会像这样将问题归咎于来访者自身，以这种直面的处理方式对酒精成瘾患者进行治疗。

与此相对，通过采用外化这种“你痛苦的根源在于自身之外的问题”的方法，可以令来访者不再自责，不再很容易陷入没干劲儿的状态。在我的诊所里，将这种情况称为“不容易引起发作”。

我所写的其他著作也几乎都是在强调外化。只要转换自己的思维方式、情绪，就能够在一夜之间变得积极主动，变得朝前看。许多人都是如此。对自己的评判本身就是引起发作的原因。我的目的在于，帮助来访者认识到问题并不在于他们自身，如此一来便能摆脱发作的循环。

例如，上文中解释了甲状腺激素的分泌与无力感的关系，从外化的角度来看，进行这种解释也自有其效果。只要让来访者明白自己产生无力感的原因在于甲状腺激素，他们就不会再自责了。

你会不会有时候毫无理由地情绪低落，沮丧得无法自已呢？只要把转换心境的原理告知来访者，比如“全怪5-羟色胺和去甲肾上腺素不足”“都是更年期障碍的错”“这是由于压力太大了”，诸如此类，来访者即使根本没有听懂这些原理，自身情绪也会为之一振，从而变得心情愉快，还有助于起到预防的作用。

可以说，从心理疗法的角度而言，本书中介绍的各种各样消除故障的方法都是用来进行外化的方法。因此，我提出的这些应对方式，可能有一些乍看上去会让人一怔："这样的方法真的管用吗？"事实上，这些应对方式只是为了让人能够客观地重新审视自身以及其他事物，换言之，就是为了进行外化。

在实际的心理咨询中，为了促使被来访者当作前提预设的交流模式、状况等机制发生积极的转变，有时还会使用催眠疗法和暗示疗法。之所以这样做，是为了让来访者转变看待事物的固有观点，尝试从其他角度来理解这个世界，从而帮助他们在更宽阔的视野中看待自身的状况，重新获得灵活性。

请注意，即使同样是面对因无力感而苦恼的人，医生和心理咨询师所采用的方法也会有所不同。

● 把无力感比作计算机程序故障

在本书的前言中，我将没干劲儿的状态比作计算机的故障。要想阐明无力感的机制，用计算机来打比方会比较容易理解。

使计算机得以启动的二进制代码是一种计算机能够直接理解并执行的程序，也是可执行文件的表达形式，类似于“0、1、0、1……”，由0和1这两个数字构成。为了按照接收到的命令执行操作，计算机需要将命令转换为用二进制表示的代码。然而，如果这个“0、1、0、1……”的二进制字符串在某处出了问题，计算机就会无法正常启动。

如果把这种使计算机得以启动的二进制代码（0、1、0、1……）放到人类身上，应该叫作什么呢？在我的咨询室里，将其称为“愉快 / 不愉快”代码。

“愉快”表示心情舒畅、情绪良好的感觉，“不愉快”表示心情不好、情绪欠佳的感觉。我们也可以将其视为本能地凭直觉感受到的心情好坏。也就是说，生物体本来就跟计算机的二进制代码一样，是基于心情好坏的评判而活着的。野生动物就是最好的例子。一件事情，如果野生动物觉得能让自己心情好，就会去做；觉得会让自己心情不好，就不会去做。

由于人脑的构造与其他动物大致相同，所以原本也是应该基于“愉快还是不愉快”来生活的。但是人类往往会扭曲原始的“愉快 / 不愉快”的行为，比如：虽然感到愉快，可是留意到周围情形，不得不忍住；虽然感到不愉快，但是身负重责，无可推脱。类似这样的行为堆积起来，长此以往人体就会产生故障。

这种原始代码出现问题（产生了故障），导致人无法启动的状态，就会表现为无力感或者没干劲儿的状态。

以这样的观点看待问题，我们就需要思考，到底是什么使患者原始的“愉快 / 不愉快”代码出现了问题。通过这种思考，就能够触及无力感出现的原因。

当然，也可以灵活运用当前医学上已有的解释。例如，如果可以用引发抑郁症的遗传和环境因素，或者诱发精神分裂症的特定基因，来为病症找到解释，那么接下来只要设法让这些特定的因素不再生效，就能够改善症状了。

然而医学手段并不是绝对的，这也是事实。某种症状发作的背景不仅限于基因，而是由环境（如生活习惯、饮食习惯）和激素作用等各种各样的因素彼此交织在一起，共同作用的。因此，即使我们能够在治疗中灵活应用某种当前已得到解释的因素，在患者身上出现的症状往往也未必就会消失。事实上，带有可能会使某种疾病发作的基因的人，未必就真的会得这种病，这也说明了从医学角度进行的解释、探究并不绝对。

相比之下，有些应对症状的手段是只有通过心理咨询才能做到的。在寻找导致无力感出现的故障时，心理咨询的手段也有其作用。例如，可以找出是哪些因素导致了“愉快 / 不愉快”代码出现问题，并把这些因素告知来访者，从而修正代码。以“愉快 / 不愉快”为切入点，把一个人的状态向着原本该有的样子去调整，就能够摆脱没干劲儿的状态。

在从心理上思考哪些因素是使“愉快 / 不愉快”代码出问题的根源（即“故障”）时，我主要会考虑万能感、被他人嫉妒、大脑的网络，这三种因素将在之后的几章里分别进行说明。

在下一章，我将通过对一些临床案例的介绍，来说明导致无力感的主要原因之一——万能感是什么，以及它产生作用的原理。

02

万能感导致无力感

对于无力感产生的原因，也就是导致“愉快 / 不愉快”代码出问题的故障，首先要请患者自问，自己是否有着“万能感”。极端而言，万能感是指以自我为中心的思维方式，希望所有一切都像自己所想的一样。有万能感的人有种癖好，会按照自己的标准对事物做出评判（judge）。

如上一章所述，他们不是以“愉快 / 不愉快”这个标准来判断事物，而是“虽然愉快，但根据自己的评判，这样做会招致周围人的反感，因此不能显露出来”“虽然不愉快，但是想到如果现在放弃的话所有努力就都白费了，于是隐忍下来”等，基于自己的评判而扭曲“愉快 / 不愉快”，从而导致了故障。

而且在很多情况下，人们根本不会意识到自己有着万能感，致使事态变得更加复杂。一旦意识到之后，就容易陷入没干劲儿的状态。

接下来，我将会基于临床案例，对这种导致无力感的万能感有何特征进行说明。

万能感是什么

首先，介绍因“不想动”而找我咨询的B先生的例子。B先生明明想的是“这么做比较好”，偏偏就是做不到，于是自责“我怎么这么没用”。他最近还特别不想去公司，并因此备感焦虑。

案例①

理想很丰满，现实很骨感

姓名：B先生

性别：男

年龄：45岁

假如在职场中，上司正在寻找某样东西，而这东西就在自己眼前，那么马上表示“在这里”，并把东西递给上司，一定会给上司留下“真利落”的好印象吧？然而，B先生却没办法这样做：他就是提不起劲儿。自己手中刚好有商业伙伴的高层想要的某种物品，如果送给对方的话肯定会让对方很高兴，然而B先生却总是往后拖着，礼物到底也没送出去；有前辈请自己吃饭，应该在第二天早晨发个邮件表示感谢，明知道这样有利于和对方继续维持良好的关系，B先生这么想着想着却停下了写邮件的手，直到很久以后才把邮件发出去。

每当准备做这些看起来可以给自己加分的事情时，B先生就偏偏不想动了。他心里总是想着“只要这么做就能跟对方顺利发展下去”这样的理想情况，然而……

从心理学上来说，前来找我咨询的B先生正是陷入了习得性无助。当被问到为什么提不起劲儿时，他完全想不出原因何在。

我听着B先生的诉说，注意到了其中的“肯定会让对方很高兴”“明知道有利于维持关系”这类表述。B先生对事情做出了自己的评判，认为如果这么做的话，事情“肯定会顺利发展下去”，变得“完美无缺”，并对此深信不疑。

那么，既然是“肯定”会顺利的行动，B先生为什么会踟蹰不前呢？让B先生提不起劲儿的故障与B先生自身具有的“如果这一行动没能顺利进展的话就会受到否定”的感觉有关。

说白了，B先生害怕一旦失败就会受到伤害，然而失败还是成功，标准完全是基于他自身的评判。B先生自身的评判使得原始的“愉快/不愉快”代码遭到了扭曲，因而引发了故障。

B先生的评判是“肯定会让对方很高兴”“明知道有利于维持关系”，但是事实上，不是只有在结果已经出现之后，才能说“肯定”的吗？即使将上司正在找的东西递给上司，也并不知道是否就会被上司认为“真利落”；即使将商业伙伴想要的礼物送给对方，对方也未必就会很高兴。不是吗？

即使按照自己想的那样去做了，事情也未必就会沿着自己想象的路径发展，然而B先生却习惯性地做出评判，认为事情“肯定会顺利发展下去”，这就是他的万能感在作怪。而且，由于有着这种万能感，他特别担心自己原本预测的“肯定会顺利发展下去”这件事落空。据说越有自信的人就越害怕期望落空，因此B先生便强烈地担心着，同时也强烈地自信着。

• 如果万能感积聚，不满就会增加

万能感在起作用的时候，你会逐渐觉得自己是个了不起的人物，能够处理好工作，即使是面对顶头上司或能力很强的对手，也容易涌现出“他没有按照我想的那么做”“她没有像我希望的那样温柔待我”等想法。于是在你眼中，对方让你觉得不中意的地方就会越来越多。

万能感越是增加，对他人的不满就蓄积得越多，对他人的怒气也就越大。换言之，如果万能感积聚，事情就会停滞下来，无法顺利进展，进而导致让人失去干劲儿的状况。

例如，处于抑郁状态的人就很喜欢基于自己的万能感做出评判。即使是在接受心理咨询时，他们也会在尝试之前就先评判说："这种方法对我没用。"

重要的是，如果一直这样进行评判，就会在不知不觉间不断地做出"不愉快"的行为。这样一来，将会陷入始终做着令自己讨厌的事情的循环。正因如此，唯有放弃"不愉快"的事情，才能够看到自己喜欢做的，也就是"愉快"的事情。换言之，如果不放弃"不愉快"，就看不见"愉快"。在陷入抑郁状态后，会受到万能感的困扰，持续做出"不愉快"的行为，这是很糟糕的。

如果在不知不觉中不断做着"不愉快"的事，是无法发自内心地感到"愉快"的。持续这样进行评判，所看到的世界便一定全都是负面的。

因此，如果从小就被置于受万能感支配的环境中，孩子便无法拥有梦想。由于万能感，他会觉得自己宛若神明，于是不论“对错”还是“好坏”，其评判结果都会受到固有价值观的影响，使得自身的世界变得很狭隘。由于万能感的作用，现实的范围会越来越窄，自身能够有所改善的范围也会越来越小。也就是说，万能感会让人无法看见世界上那些美好的事物，看到的只有百鬼夜行、丑陋不堪的世界。

此外，越是那些可能会被人无视，并为此感到不安的人，所抱有的“必须做点什么”的想法便越强烈，也就更容易出现万能感的倾向。由于对他人缺乏基本的信任感，他们产生了这种“必须做点什么”的想法，于是反而更加动弹不得。

● 人的体内平衡

虽然有点跑题，不过 B 先生“肯定会如何如何”的强烈自信与“如果失败了该怎么是好”的强烈担忧同时存在，这样的情况不禁让人感觉有些自相矛盾。

其实这与人的“体内平衡”（homeostasis）有关。人都有这样一种特性：持有的肯定印象越多，反过来否定的印象也会膨胀。这种特性就是体内平衡。

在B先生的例子中，体内平衡是指，B先生心目中的美好愿望（“如果这么做的话会进展顺利”）越强大，拖它后腿、试图将它拉回到正中央的力量（对愿望落空的恐惧）就越会起作用。比如有些人有过这样的体验：喝酒之后整个人像要飞起来了似的，胡吹海聊，大声喧哗，然而当时吵嚷得越厉害，次日酒醒后就越安静，会一下子回归成年人的模样。这样的举动也是基于人的体内平衡。

之所以会这样，是因为人体内有一种力量，这种力量使得人越是向一个方向行动，就越是会受到向相反的方向行动的力的作用，结果刚好回到中央。

就好比B先生，因为想着这样做“肯定”会进展顺利，与之相应地，他的想法便会转向愿望落空时与“肯定”“完美”相反的方向，即对人生的全盘否定。这种看待事物的方式在某种意义上而言有些极端。但可以这样说，B 先生是被“肯定”“完美”这种极端的思维方式束缚住了。

话题回到万能感。可以说，正是 B 先生已经习惯成自然的这种“肯定”“完美”的思维方式，导致他产生了万能感。

● 万能感带来无力感的机制

在第 1 章的最后我讲道，人会本能地基于心情好坏，即“愉快 / 不愉快”代码来生活。然而，如果输入的代码不是“愉快 / 不愉快”，而是“对错”或者“好坏”，由于它们与人类原始的代码不同，就会导致数据溢出，从而出现故障。这种故障就是所谓的无力感，也就是提不起干劲儿的状态。万能感是导致故障发生的原因，“对错”或者“好坏”这样的代码，就相当于对发生的事件擅自做出了评判，或者按照自己的方式进行了调整。

例如，我在咨询中把消除故障的方法教给了一位来访者。然而在下次会面时，他对我说："您上次教的方法，我试着按照自己的方式调整了一下，结果做不下去了。"这同样也是万能感导致的故障。并不是说来访者一定要对我言听计从，我想说的是，在此人基于自身的评判对我的方法进行调整时，万能感让他觉得"这么做是对的"，结果便导致了"做不下去"的无力感。

此外，按自己的想法来评判发生的事情，也就是进行了根本不必要的思考。平时就倾向于按"正确 / 错误"二分法来评判事物的人，在遇见令自己"不愉快"的现象时，会想到"这不会是因为我的过错而引起的吧"，并对此进行评判。如果持续地评判是不是自己哪儿做得不对才引起了"不愉快"的现象，这个人的系统数据中就会输入错误的代码，从而导致故障。而一旦出现故障，数据流就会停止在那里，也就是说，这个人便动不了了。

要想避免故障发生，重要的是，不要每次都思考发生了什么事情并进行评判，而是应该什么都不想，只是本能地感知这件事对自己来说是愉快的还是不愉快的，直接接受“这令我愉快”或“这令我不愉快”的事实。如果习惯了这么做，那么不论对什么事情，便都能顺畅地感受到“愉快、不愉快、愉快、不愉快……”也就是说，只要止步于感受“愉快、不愉快、愉快、不愉快……”的状态就好，不必进行更深层次的思考，不必擅自做出“正确 / 错误”之类的评判。如果遇到了令自己感到不愉快的事物就避开，只感受令自己愉快的事物。换言之，只吃自己觉得美味的东西，觉得难吃的不吃就是了。

将“愉快、不愉快、愉快、不愉快……”的感受从中切断，认为一切都是自己的过错，由自己来做出评判，这种感觉就是万能感。为了消除心中的故障，必须放弃万能感。

• 万能感与激素分泌的关系

由于万能感作怪，令“愉快 / 不愉快”代码出现了问题，由此人就进入了没干劲儿的状态。从激素分泌的角度来看，这个过程应该怎样解释呢?

在做出“必须做点什么”这种评判的瞬间，人体内会分泌应激激素，即去甲肾上腺素。如果这样的状态持续不断，去甲肾上腺素就会过量分泌，从而抑制多巴胺的分泌，而多巴胺的作用是使人感到愉快或者发挥想象力。

同时，为了缓解紧张状态，人体还会分泌 5- 羟色胺。5- 羟色胺是抑制不安和恐惧、安定精神、缓解负面思维的激素。然而，上文中已经提到过，存在着这样一种机制：如果 5- 羟色胺一下子分泌过多的话，受体会随之增多，使人陷入无力感之中，变得提不起劲儿来。

简而言之，应激激素会抑制多巴胺和 5- 羟色胺的分泌，使人变得难以感受到愉快或不愉快。

也就是说，如果习惯于做出评判，持续发挥万能感，会导致去甲肾上腺素分泌过多，破坏激素平衡。

反之，如果在生活中专注品味愉快的感受，那么 5- 羟色胺的水平就会提高，无力感则会逐渐消退。

● “不知道”的好处

解剖学家养老孟司在以“遗言”开头的著述[①]中曾这样写道：从严格意义上来说，不存在人类“知道”的事物。因此，如果来一次森林之旅、休假下到田间地头活动筋骨，你就会意识到自己其实什么也不知道，而且什么也不知道实际上也挺好的。

我希望你能暂时停下来好好想一想，那些认为自己提不起劲儿、动弹不得的人其实也是如此：是否真的动弹不得，实际上谁也不知道。因为除非是由于大脑中的运动神经损伤导致了腿脚确实无法动弹，或者是已经确诊了双脚骨折这样的情

① 养老孟司是东京大学医学部教授，同时也堪称日本非小说领域的头号畅销书作家。此处指的是养老孟司的超级畅销书《傻瓜的围墙》（超バカの壁），该书开头写道：“我已年近七旬，对日本的现状实在有点担心，这本书从某种意义上来说，可以看作我的遗言。”——译注

形，否则身体都应该是能动的。动得了还是动不了，其实谁也不知道。

说起来，这是一个一切只有老天爷才知道的世界。而且，正是因为实际上谁都不知道，所以才能对未来抱有“接下来会发生什么呢”这样的希望。单凭自己的意识对这个自己不知道的世界做出评判，想着“是不是我的错”“是不是因为我做了某某事才导致了某某事”，这样的感觉就是万能感。慢慢地，拥有万能感的人自己也会认识到，“问题的原因在于自身”这一想法相当可疑。没有人知道自己的现状之所以会如此的原因，有着万能感的人却想要从中寻求意义和理由，这会使得他们原始的二进制代码出现问题。

与10年前相比，都市和农村的差距已经逐渐缩小了。现在即使住在小城市里，生活也很便利，通信环境、交通状况等各方面都不会有困难。然而即便如此，在小城市或农村，还是做不到像在大都市里那样，走进地铁站等几分钟就能坐上电车。在都市里，不论想吃什么东西，走几步就能找到一家餐馆；而在农村，商店的数量和种类都有限，出行所花的时间和费用也更多。

最重要的是，在农村，在大自然的怀抱里生活，会体验到更多无法称心满意的事情。在这个意义上，可以说与都市相比，生活在农村的人更不容易受到万能感的支配。在都市里住得越久、离自然越远，就越容易产生自己什么都做得到的错觉。相反，如果在大自然的怀抱里生活，万能感将会自然而然地得到淡化。

万能感，也就是做出“对错”“好坏”的评判，属于思维的一部分。如果“对错”“好坏”这一类暗示越来越多地进入思维之中，就会引起恶性循环。最终，事情会变得无法顺利进行，从而出现无力感，进入提不起干劲儿的状态。

为了消除万能感，需要跳出这种会招致没干劲儿的状态的“思维领域”。不知道也挺好的，要想恢复人类原始的“愉快/不愉快”代码，就必须体验“不知道”的状态。

消除故障

每天至少做一次自己喜欢的事情

为了恢复人类原始的二进制代码，需要将万能感消除，至少也要减弱。

为了将二进制代码从“对错”切换到“愉快 / 不愉快”，首先要想清楚自己到底想做什么。接下来，不要勉强自己，而是去做一些容易做到的事。要感受“愉快”的事情，舍弃“不愉快”的事情，也就是说，如果做一件事没有让自己变得更愉快，那就是没有意义的。

大岛：你做什么的时候会感觉愉快呢？

B 先生：我喜欢漫画。

大岛：好呀。就读漫画是“愉快”还是“不愉快”来说，读漫画是“愉快”咯？

B 先生：是“愉快”。

大岛：那么首先，就一天读一次漫画吧。

这就是每天一次、不定时地出于自身考虑而体验“愉快”的感觉。到了次日，重新想象读漫画的情形，确认自己是否觉得很兴奋，或者是否感到愉快。如果感到愉快的话，就继续读漫画。

规则在于，不要做出“如果像昨天那样做的话就会很兴奋”这样的评判。到了次日的时间点，先确认自己“现在”是否想读漫画、如果读漫画的话会不会感到“愉快”，然后再去做。不能因为早就已经决定好了，便例行公事。

务必每天做一次令自己感到“愉快”的事情。从结果而言，多少天重复同一件事情都行，只要能感到“愉快”就随便做。不过，如果在读漫画后觉得愧疚，怀疑这样下去不行，那这就不是一件“愉快”的事情了。如果是这样的话，请想想“做其他什么事情会让我感觉愉快呢”，探寻其他让你觉得“愉快”的事情。

B 先生： 买了太多漫画了，觉得有些太费钱了。

大岛： 要是你这么想的话，请再想想如果减少买漫画的钱，但还是继续读漫画，会不会感到“愉快”。如果读漫画让你觉得“愉快”，就请继续。

B 先生： 是呀。这么做以后，我觉得每一天都越来越快乐了。

> **大岛：**接下来，在每天中午前想好什么事情会让你觉得“愉快”。
>
> **B 先生：**不是早晨就想好吗？
>
> **大岛：**早晨交感神经还没那么活跃，不适合做出决定。所以请在午饭之前空腹的时候，同时也是交感神经更加活跃之时，决定当天的“愉快”之事。

如果知道了让自己感觉“愉快”的事情是什么，不去做让自己“不愉快”的事情，便能够朝着自己想做的事情迈进，于是自然而然就能动起来了。“不朝前走的话就不行”“不如此做就不行”这样的思维方式是由万能感导致的评判。如果一直进行这样的评判，长此以往，所有事物都会变得令人“不愉快”。

容易产生万能感的时代

在当代世界里，几乎每个人都很容易觉得“没有什么是我不知道的”。即使遇到了不懂的事情或者不知道的事物，只要在网上搜索一下，答案自然就出来了。

当这样的环境变得司空见惯时，人们就容易误以为自己无所不知、无所不能。这样的错觉与万能感紧密相关。因此可以说，当代是一个人们很容易在不知不觉间产生万能感、受到万能感支配的时代。

而且，当今还是大家就各种各样的事情互相批判、指责的时代。当然，以前也有过感情用事、相互批判的风潮，歧视、欺凌等都是极端的事例。

对出轨艺人进行抨击的热潮也并不是如今才有的。然而只有到了现在，我们才能常常看到这样的信息。信息经由社交网络迅速扩散，在推特上引爆。而且这些批判，以及各种谣言、诽谤等受到万能感支配而产生的言辞，不仅名人很容易接触到，甚至对小孩子来说也是随处可见。

与此相应，这是一个任何人都可能受到来自周围人的批判、评价的时代。如果能够为遇到挫折的人提供支持的社会准则（社会上大多数人所持的价值观）变弱了，例如对公司或组织的信任程度下降，那么受挫后陷入无力感或者抑郁状态的人必然会增多，这一点毫不稀奇。

在这样的时代里，个人为了保护自身不受到周围人的批判和评价的伤害，不得不制造出越来越强大的万能感，这也是实情。

我想，这恐怕正是当今时代的特征之一。

下面介绍 F 先生的病例。他由于太在意来自周围人的评价，被迫陷入了无力感之中。

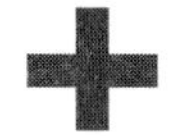

案例②

“老好人”组长

姓名：F 先生

性别：男

年龄：35 岁

我在现在的工作项目中担任新人团队的组长，必须将同龄的 6 名同事组织在一起。有时我也想要发挥强硬的领导力，然而一想到之后可能会被人说坏话，就心生畏惧，于是只采取了显然不会给自己招惹麻烦的应对方式。

例如，虽然觉得 A 君的提案有缺点，可是一想到如果明确指出来，之后可能会被 A 君说坏话而惹来麻烦，于是便跟他反馈说：“挺不错的。”我知道，肯定没法让所有人都喜欢我，但是我不喜欢被人说坏话，更害怕被人说坏话。最近我对项目失去了干劲儿，做什么都觉得麻烦。怎样才能摆脱这样的状态，做一个有自信的组长呢？

实际上，因为太在意评价或坏话、不知道该与对方保持怎样的距离而来找我咨询的人越来越多了。F 先生的无力感也主要是因为“害怕被人说坏话”而产生的。

前面已经说过，与当代不同，在过去，人们很少有机会知道别人眼里的自己是怎样的。然而现在，由于社交网络的存在，我们已经进入了每天都有人写下大量“某人的坏话”并瞬间扩散到全世界的时代。

即使是不想看见坏话、不打算看见坏话的人，只要能接触到社交网络，自然就会看到“大家在说谁的坏话”。在社交网络普及的前后，坏话的传播环境发生了巨大的变化。

于是，人们不禁会想到：要是自己也同样被说了坏话该怎么办？是不是已经被人这么说过了，只是自己没察觉而已？这也是不可避免的。看到了 A 说 B 的坏话之后，每个人都不免会兔死狐悲。

如果不接触社交网络，或者不加入社交网络，就不会产生这样的恐惧。但是这样一来就会失去很多必要的信息，也没法融入某个团体或者朋友圈，因此今天的人们很难坚持不加入社交网络。特别害怕被别人说坏话的肯定不只 F 先生一个人。所以，我们首先要认识到，在当今这个时代，与他人距离感的加深是无法避免的。

也就是说，没必要认为只有自己才过度在意他人的评价。

消除故障

“勇于”世俗

在认识到并非只有自己才在意他人的评价这一基础上，请关注应该如何重建人们原始的“愉快 / 不愉快”代码。

总的来说，出现这类故障的人以优等生居多。“我不优秀是不行的”“我必须诚实、正直、认真”“我必须保持谦虚”，这样的想法本身就是把自己放在了高人一等的位置上。然而说到底，“我必须如何如何”只不过是自己的评判，是万能感在作怪，会导致“愉快 / 不愉快”代码出现问题。也就是说，F 先生也是因为受到万能感困扰，从而无法看清“愉快 / 不愉快”代码。

此外，F 先生的案例还有一个特点：坏话源自他人的嫉妒。可以这么说，之所以被人说坏话，是因为被对方嫉妒了。来自他人的嫉妒本身也是产生无力感的一大故障。关于这一点，我将在第 3 章中详细说明，在此先简单提出一个机制：被嫉妒者越是在意嫉妒者，就越是会被嫉妒。以 F 先生的例子来说，F 先生越在意坏话，就越容易收到更多坏话，越会被攻击。

下面介绍用于减少万能感、避免被别人说坏话的方法。

在被问到“你工作是为了什么”时，F 先生的回答是：为了获得公司的认可。这就是所谓的标准答案，或许可以说是理想主义的回答，然而的确是有些过于崇高了。越崇高，越容易受到来自周围人的嫉妒，被人说坏话。因此，如果被问到“你工作是为了什么”时，给出类似“想挣钱”“想在东京买亿元豪宅”“想要成功，并受到欢迎”这样世俗的回答可能会更好一些。

要点在于“勇于”世俗。世俗是最接近原始的二进制代码“愉快 / 不愉快”的，所以我才会奉劝大家采用这种方法。不过这里的要点在于加上了“勇于”这个词。

有强烈万能感的人往往会这么想：如果我不清正做人的话，会被父母抛弃的；如果我说了品位低级的话，会不被父母接受的。他们都是些原本就非常不安、害怕遭到抛弃的人。对于这样的人，即使断然要求他们“变得世俗些”，他们也可能会认为：“我原本就不是个世俗的人，要我装世俗的话，岂不是对自己说谎吗？”他们仍旧会任由万能感起作用，一根筋地进行理解和思考，而不会照我所说的那样去实践。

因此，通过加上“勇于”这个词，可以让他们这样想：咨询师说过，要“勇于”变得世俗，这是一种战略。这样他们就可以认为自己并不是在说谎。觉得自己在“说谎”，实际上就是做出了“这样做是错误的”这一评判（这也是万能感在作祟），会产生不被周围人接受的恐惧。然而，如果“勇于”设定世俗的目标，那么付诸实践时不被周围人接受的担忧就会有所缓和。

设定世俗的目标并据此采取行动，不仅能更加贴近“愉快 / 不愉快”代码，而且还会逐渐地不再被周围人当成说坏话（嫉妒）的对象。

缺乏自信怎么办

如今是不得不在意他人评价的时代，与此相关，因为缺乏自信来咨询的人最近也在增多。

虽然没有像 F 先生那样陷入无力感之中，但很多人都有“我的自我评价很低，该如何是好”这样的苦恼。上周有一位来访者对我说：“我一点自信都没有，总是很讨厌自己。”

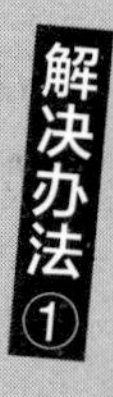

对你评价很高的人会怎么看?

有个方法可以帮助这样的人摆脱缺乏自信的境地，那就是回忆对你评价很高的人，想想他们是如何看你的。

首先请记住，并不是你周围所有的人都对你评价很低，也会有对你评价甚高的人。即使你觉得目前没有一个人对自己评价好，至少在以前，肯定曾经有人对你有过好的评价。要以这样的人是如何看待自己的为基准，拉远视角反观自身，以此进行矫正。

回想那个人看到的自己是什么样的，然后沉浸于其中进行审视。这样一来，自我评价就会有所提升。

有些万能感比较强烈的人，即使并不确定别人对自己的评价是不是真的很低，也会自己做出评判，认为“别人对我的评价肯定很低”。

例如，来访者 K 先生最初以合同工身份加入了某企业，周围的其他人全都是正式工。于是他便认为“谁都不会看得上我的”，这也就相当于是“别人对我的评价肯定很低”。然后，他便进一步自以为是地认为，在成为正式工之前，自己在公司不能发言、不能说笑、不能跟别人开玩笑。也就是说，因为害怕被人说“不过只是个合同工，还拿腔捏调的”，所以他总是不苟言笑、一本正经地埋头干活。

在这样的状态下，K 先生非常苦恼，于是来向我求助。我首先问他：“在那样不苟言笑的状态下，如果遇上喜欢你的朋友，会发生什么事呢？”

为了帮助 K 先生摆脱当前的苦恼，我采用了这样一种方法，让他想象喜欢自己的朋友，也就是对自己评价好的人，对他这种持续不苟言笑的状态会有何反应。

如果用和职场上相同的态度来对待喜欢自己的朋友，对方会怎么想呢？也许，朋友会觉得同这样性情阴郁的人在一起并不开心，于是便逐渐与你疏远了。

简而言之，K 先生误以为在职场上，不苟言笑、一本正经的态度更加合适。在这种情况下，通过想象若是把同样的态度应用到喜欢自己的人身上会得到什么结果，就可以把错误的认知自动消除了。

听到我这么说，你可能会很失望：“这算什么方法啊！”但我要强烈推荐这种客观审视问题原因所在的方法。只要在想象中站在别人的立场确认一下，就能够消除错误认知了。顺便一提，后来，K 先生从合同工顺利转成了正式工。

解决办法②

在想象中让自信膨胀

即使没到提不起干劲儿的程度，可是如果想要一坐下就立刻自信满满，我会推荐如下方法：在想象中放大自己已有的自信。

没有人是对目前生活中的所有方面、所有人际关系都缺乏自信的。即使有自信的领域比较少，也总能在某些方面、某些人际关系上找到一点自信。

缺乏自信也没关系，可以通过想象将它放大。

首先，闭上眼，尝试着确认一下自己目前的自信有多大。想象出具体的形象后，在心中将它放大，让它越来越膨胀。当感受到它膨胀得越来越大后，感受一下自己是什么心情。

也许那种心情是无法言说、不可思议的，但不论怎么形容，你的心情都应该是愉悦的。在这种不可思议的愉悦心境之下，你就是一个有自信的人。一定要牢牢记住这种心境。

这是一种暗示疗法。通过反复地具体想象某个事物，多少都能让自己感觉更加舒服。在遇到了讨厌的事物时，请回想一下之前那种心情、那种感觉。在每个关键时刻回想自信膨胀后那种不可思议的愉悦心境，这就是找到自信的方法。

我也曾堕入万能感的陷阱

实际上，我本人对万能感也深有体会。

以前我很害怕，觉得如果不时刻进行有意识的思考，就会堕入万丈深渊，痛苦地死去。因此，我总是会深谋远虑，然后才做出评判。由于我总是有意识地这么做，所以在与他人对话时便颇为自负，认为自己“看事物更深入”，有着“我比他人更优秀”的优越感。

然而另一方面，我又很苦恼。一旦从对方的表情上判断出“我惹人讨厌了”或者“对方没有接纳我”，我就会想：我总是思考得如此深入，却与别人格格不入，谁都不愿意接纳我。

当时的我是接受不了“不要多想”这种建议的。因为我会觉得：要是不想的话，不就跟普通人一样了吗？

我的内心深处始终有着这样的心理矛盾：不深入思考的人缺乏魅力；然而就算我深入思考，同样没人接纳我。于是我很困惑。不仅如此，我还不得不面对最坏的现实：我比其他人看事情都更深入，却并不比他们当中的任何一个人更优秀；我拥有非常卓越的才能，然而在现实中却一无是处、一事无成。由于在现实中一事无成，所以我为了有所成就便更加深入地思考……如此往复循环。

于是，我越思考，越是在开始做一件事之前就已经疲惫不堪。而且，我明明有许多想要有所成就的计划、野心，然而一旦认真开始考虑，浮现在眼前的便都是失败的情景。于是我便因为畏惧失败而不敢去做，结果一事无成。

由于在现实中一事无成，所以我被世人当成傻瓜（这也是由于我先做出了这一评判所以浮现出来的负面思维）。听着那些把我当傻瓜的人所说的话，就会发现他们果然把我当成傻瓜了（因为我总是在这么想）……我陷入了这样的思维循环中，无法自拔。

就这样，我觉得自己是个“怀才不遇、一事无成的天才”。虽然谁也不认可我，可是我依然坚信自己非常优秀。然而这样的我却一事无成。我陷入了相当强烈的双重束缚（double bind）的万能感之中！

幸而，我遇到了一位现代催眠法的老师，他终于让我明白了：与我始终持有的信念相反，“不去想”，也就是“无意识”，才是开启幸福人生的钥匙。无意识的力量非常强大。我亲身体验到，使用无意识的方法，有助于让人在生活中重视人类原始的“愉快 / 不愉快”的二进制代码，抛弃万能感[①]。

就这样，我的生活方式发生了 180 度的大转变。

---

① 关于无意识所具有的力量，请参阅拙作《交给“无意识”就能一切顺利》（「無意識」さんに任せればうまくいく，PHP 文库）。

万能感的“发作”

我认为，万能感是一种“发作”。发作是指大脑的电信号发生异常的情况。这是由于，在万能感起作用，让人持续地擅自做出评判的情况下，大脑的电信号也会发生异常。

一旦发作而被卷入其循环中，人就再也无法控制自己了，因此发作会连续发生，成为癖好。万能感这种发作也是一旦被卷入其中就很难摆脱的，最终也会发展成一种癖好。但是如果真是这样的话，要想消除万能感，只要阻止其发作就行了。

我曾经治疗过长期受到酒精成瘾困扰的人，对他们来说，喝酒就是发作的引子。一旦发作，会导致大脑的电信号出现异常，因此记忆全失，也就是俗称的“断片儿”（blackout）。发作会使得患者连人格都发生改变，比如可能会变成暴力型人格或者破坏型人格。由于无法控制饮酒量，所以会时不时见到如下模式：先是喝酒，继而开始发牢骚，最终发狂。

为什么连人格也会发生改变呢？原因在于，异常的大脑电信号刺激了大脑中的海马，使得记忆被瞬间改变。简单来说，患者不是停留在当下的记忆里，而是返回了过去的记忆，甚至回到了孩提时代。

谁都有可能会发作，而且发作多种多样，引起发作的引子（附带的条件）也因人而异。例如，有人会因为做出骚扰行为而引起发作。这个人之所以发作，只是由于不安分地想象：如果摸一下电车上的那个女人会怎样，结果就真的去摸了她。一旦发作，人们便不会考虑后果了，因为他们在那一瞬间已经失去了记忆。

同样，也有人是看到小孩子就会发作（恋童癖），有人是一赌博就会发作（赌博成瘾），还有人是一购物就会发作（购物成瘾）……

因此，有问题行为的人会辩解说“这不是我干的”。从某种意义上来说，他们并没有说谎，因为他们是真的意识不到自己在做什么。

从理论上来说，任何人都有可能发作，然而实际上，并不是每个人都会发作。原因在于，是否按下“开关”，决定了是否会引起发作。这种开关很容易因为心理压力、睡眠不足、违背养生之道（如大量饮用咖啡、酒精等）等因素而被按下。

我们还可以从“愉快/不愉快”原则的角度来解释发作。如果平时不能按照“愉快/不愉快”原则，做令自己愉快的事情、不做令自己不愉快的事情，那么就容易引发上文列举的各种各样的发作。在有心理压力或精神负担时，虽不能称为发作，不过也可能会出现抖腿或痉挛的现象。如果能理解这些，就容易理解何时容易引起发作了。

站在发作者的立场来思考时，重要的是首先要意识到，这是一次发作，因此千万不要自责。自责正是连续发作的引子。在酒精成瘾的治疗中也是一样，治疗是从学会不自责开始的。越是自责，就越容易引起连续发作。因此，最重要的一点就是，让自己回归到无能为力（不是应该受到指责的对象）、无法控制这个位置上。

例如，在换气过度（hyper ventilation）发作的情况下也是如此。如果对发生了换气过度的人大喊："你怎么样？不要紧吧？"反而会使他卷入发作的循环，症状变得更加严重，反复引发换气过度。因此在治疗中，即使患者因换气过度发作而倒下，也不能对家属提及，这被称为"淡化发作"。事实上，在采取这样的方法之后，发作就会停止了。

如果看到有人在发作的话，最重要的是"淡化发作"，也就是无论如何都不要提及。努力想做出什么应对的话，才真的有可能会大事不妙。因为一旦予以应对，结果只会越来越糟糕。

● 发作的引子——"应该做点什么"

可以说，万能感的发作也是这样的。即便想着"我现在不可以万能感发作"，但如果想要自己做点什么来阻止，或者设法加以应对，那就糟糕了。只要努力地什么也别做就好。即使觉察出“这是万能感发作了”，也只要保持这种意识就足够了。对自己来说，只要“淡化发作”，也就是放任不管即可。

史蒂文·斯皮尔伯格（Steven Allan Spielberg）执导过一部电影《夺宝奇兵 1：法柜奇兵》（*Raiders of the Lost Ark*）。法柜是储藏着刻有“摩西十诫”的石板的法柜，是神的象征。这个故事简直就是在告诉我们“淡化发作”的重要意义。

预言中写道，在以色列的 12 个支派中，只有雅各的长子流便这一个支派才能触碰这个宝箱，其他人一旦触碰就会死去。结果这个法柜被主角印第安纳·琼斯的敌人（纳粹方的考古学者）夺走了。虽然法柜已被夺走，可是在搬运的途中，当它差点从台子上翻倒时，敌人中有人喊了声“危险”，想都没想就用手触碰了它。结果，如预言一样，所有人都死了。法柜是神的象征，所以不论怎样都是不可能翻倒的。自己妄下评判认为“危险”，于是伸手触碰，反而会导致灭亡。也就是说，反派们是由于想用人力去改变法柜（神），所以才会被杀。

“危险”“要倒了”这样的评判代表着万能感。因此，即使觉得要倒了也绝不要出手触碰，这样才能超越万能感，结果反而能阻止发作。

就算意识到了自己的万能感，也不要去想“必须做点什么”，顺其自然就好。这样一来，所有事物看起来便不是由你推动的，而是在自行运转。你便能看到此前因为万能感而无法发现的世间美景了。

● 发作的源头——孤独

前面已经说过，只要不按下开关，发作就不会出现，而按下开关的因素包括心理压力、睡眠不足、违背养生之道等。从心理学上来讲，这种现象便意味着：在发作的源头有着“孤独感”。

如果追溯心理压力的源头，最终一定会找到孤独感；也正是由于孤独感，才导致了睡眠不足、违背养生之道。总而言之，

“被孤立”“感到孤独”是发作中最重要的关键点。

例如，有的人在开车过程中一旦被人超车就会发作（在这种情况下称为“歇斯底里型发作”，简言之就是“忍不了了”）。一言以蔽之，这种发作的引子就是“我被人藐视了，被当成傻子耍了”，结果引起“被所有人当作傻子”的孤独感发作。

如果一个人有与孤独相关的烦恼，就会很容易因这一烦恼而发作。遭到欺凌是一种四面楚歌、找不到朋友、备感孤独的体验，如果被超车者过去受到过欺凌，可能会比没有受到过欺凌的人更敏感，从而引起更严重的发作。一旦遇到多多少少与过去的烦恼相似的体验，就会导致孤独感，容易由于“忍不了了”而发作。

此外，也有人在饭店里邻座的人突然开始吸烟时“忍不了了”。原因在于，明明自己正在吃饭，却完全被无视，于是孤独感发作。这么想的话，究竟是什么导致了人的孤独感还真是不好说。

为了不引起这样的发作，重要的是主动感受孤独，不要觉得自己被藐视或者被当成了傻子。如果你明白孤独的并不只有自己，大家都是孤独的，就不会发作了。

换言之，不在意他人而吸烟的人其实也是发作了。他由于自己的孤独感，所以看不到周围的人和事。在F先生的故事中我曾经提到，之所以说人坏话，是因为那个人嫉妒被说坏话的人，归根结底也可以说是因为有了孤独感，所以才嫉妒对方，继而口出恶言。如果能有人意识到此人的孤独感，就不会再引起发作了。眼球在脸上，位于脑的附近，是最容易受到大脑中发作影响的器官。如果有人可以察觉对方眼底的孤独，就能够打消他的嫉妒发作了。也就是说，如果有人能够接收到这份孤独，孤独就会得到反馈，进而被打消。

如果自己所认为的“产生无力感的原因”偏离了实际原因，发生了归因错误，也会引起发作。归因错误也是一种故障。若能明白这一点，明白在这个故事中，发作的真实原因是“孤独”，那么发作便会停止了。

自己的感受，不要跟别人说

再回到万能感的话题。为了消除万能感，持续地放任自己感受“愉快 / 不愉快”很重要，不过此时除了“不要自己做出评判”以外，还有其他需要注意的地方。

一定要记住：不论是“愉快”还是“不愉快”，都不要跟别人说。为什么呢？因为别人的“愉快 / 不愉快”与自己的“愉快 / 不愉快”是不同的。

自己费尽九牛二虎之力积累的“愉快 / 不愉快”数据，只属于自己一个人。如果把这样的原始数据交托给他人，当然就会使数据发生扭曲。

例如，假设某人被上司狠狠地训斥，遭到厌弃，感受到了极度的“不愉快”。这种“不愉快”对他来说是一份很重要的数据。但是如果把这件事告诉朋友，可能朋友反而会感到“愉快”，因为人都是会幸灾乐祸的。

在跟朋友说起时，对这个人而言非常重要的数据就被扭曲了：在朋友看来，这样的数据是“愉快”的，他们无法理解这个人的“不愉快”。因为得不到理解，所以这个人就更加“不愉快”了，从而使数据变得越来越扭曲。

不论是“愉快”还是“不愉快”，对自己来说，没有什么数据是多余的。但如果要将它交托给他人、说给其他人听，这些感受就会发生扭曲，成为多余的数据。

故障消除后的美丽风景

在不知不觉间，万能感将我们的世界变得狭窄，将我们眼前的风景变得丑陋。由于万能感难以察觉，所以结果可能会非常糟糕。为了消除这样的万能感，最重要的是，不要对本书中介绍的消除故障的方法进行评判，只要照着去实践即可。至少，要试着不对我所提出的练习和实践方法进行改动。

尝试按照本书这类自助书籍中所写的去实践，审视自己发生了怎样的改变，这非常重要。不必担心会不会顺利、能不能奏效，无论如何，先照着去做，然后再检查自己有哪些变化。变化总是会有的，请冷静地审视自身的改变。

面对别人提出的问题、方法，每个人都会有“这么做会怎么样”的好奇心，但是最好不要立即做出评判。立即做出评判会使万能感得到增强，精神上的起起伏伏也会更加剧烈，因为评判会导致“必须做点什么”的念头，而这正是最危险的。如果有人向你推荐了某种方法，即使感到不适，至少也要先不管不顾地试着照做一下，而不要擅自对其进行调整和改动。给自己一点时间，至少要几个月，在这段时间里观察自身，审视整个过程。

请按照上述宗旨忠实地践行，并在一段时期内认真坚持。这样，也许有一天你会“啊！”的一声，惊讶地发现自己意想不到的事情发生了。这样豁然开朗的瞬间是非常重要的。如此每天坚持，便有助于跳出有意识状态，摆脱万能感。

都说“听天由命”，然而基于“愉快 / 不愉快”代码的这种生活方式，与认命是截然相反的。“愉快 / 不愉快”代码反而能使人意识到：即使不把命运交托给某人或某物，现在的状态也已经很好了。因此，只要万能感这一故障消失，就一定能够看到一切都称心如意的美丽风景。

从某种意义上来说，“运气好”“运气差”这样的说法也包含着进行评判的成分。如果总是不断地自己做出评判，那么原始的代码就真的会出现偏差和扭曲。

听之任之地感受“愉快、不愉快、愉快、不愉快……”如此看到的风景就是为自己一个人准备的风景。不夹杂评判地认真用自己的心身去经历、观察，直到某一天那些风景定格下来，对于个人来说这就是完整的数据。正因为这是完全属于自己的数据，所以通过这些风景，还可以看出“我”为何而生。

像这样始终没有加入自己的评判所看到的风景，一定会很美丽、很迷人，那是一个没有故障的世界。消除了故障，才是真正属于自我的世界。从这种意义上来说，世界原本就是因“我”而存在、为“我”而准备的。

在没有故障的世界里，满是爱和希望。可以说，这样的世界与被万能感支配的世界位于两个极端。如果进入了神的世界，那么你就也是神了，万能感的世界便是属于神的世界。然而如果自己成了神，眼中看到的就必然都是污浊不堪。

我在其他著作中也常常会使用比喻或者《圣经》中的故事

来进行说明，奉劝读者尽可能地不要有万能感，也就是说，不要妄下评判。

按理来说，一字一句地按照“若 A 如何如何，则 B 如何如何，C 如何如何，由此得出结果 D”这样的方式进行说明的话，当然可以锻炼读者的逻辑思维。尤其是在商务场合和学校这样的地方，人们理所当然会对逻辑思维以及符合逻辑思维的发言提出要求。

然而，一边倒地倾向于逻辑思维，很容易使人染上妄下评判的癖好。为了去除万能感这一故障，重要的是走进“愉快、不愉快、愉快、不愉快……”这种原始感觉连绵不绝的世界，因此暂时脱离逻辑思维比其他任何做法都有效。比喻、故事等在逻辑上也许难以接受，只能通过感觉来领会。因此，以比喻和故事这样的方式，更容易使读者走进“愉快、不愉快、愉快、不愉快……”的感觉连绵不绝的世界。

03

嫉妒攻击导致无力感

接下来，我将介绍导致无力感产生的另一种主要因素，即“被他人嫉妒”。

本章中所说的嫉妒主要是指他人对自己的嫉妒，而不是自己对他人的嫉妒。许多人即使能够意识到自己嫉妒某人，也很少会发觉自己受到他人的嫉妒，自我评价低的人更是如此。有没有想过，这样的嫉妒其实就是自己产生无力感的原因呢？许多人也许会觉得：我什么都不想做的原因竟然与来自某人的嫉妒有关，这到底是怎么回事？即使是在咨询中，想要让人理解这一点也需要花上一些时间。

有时，人们会在不知不觉间因为受到他人的嫉妒而使自身的“愉快 / 不愉快”代码出现问题。结果就是，来自他人的嫉妒导致了无力感的产生。

首先，让我们从表明人与人之间大脑彼此联系的“镜像神经元”（mirror neutron）开始讲起。

镜像神经元学说：大脑是相互联系的

你是否有过这样的体验？走近一个正在紧张的人时，你会感受到："啊，这人现在好紧张啊。"如果身边的人紧张，这种紧张也会传染给你。至于为何会如此，镜像神经元理论[①]是这么认为的：紧张的电信号从对方的大脑传过来，你的大脑就会自动与之趋同。

虽然目前已经出版了很多与镜像神经元有关的书籍，可是自从发现镜像神经元以来，这个领域的研究并没有取得令人瞩目的进展。实验已经证明，猴子通过用双眼观察对方，能够与对方的大脑状态趋同。于是人们认为，人脑内的状态传染给附近的人可能也是基于同样的原理。

---

① 1996年，意大利科学家发现：一个人的大脑会与其关注对象的大脑状态趋同，某个特定的神经细胞会使得自己的大脑内发生与对方大脑内相同的脑电反应。根据镜像神经元理论，即使是与自己毫无关系的他人的情感，也会传染给自己。

但是，按照我们的日常经验，即使没有用眼睛看到对方紧张的样子，紧张也是会传染的。

想一想在会议室里，如果有谁情绪沮丧的话，就算不知道是谁在沮丧，屋子里也会弥漫着沮丧的气氛，这样的体验你可能也有过。说到传染，并不是一定要用眼睛盯着对方看才会发生的。因此我认为，大脑是不是有一种不论是否在观察或注目对方，都会自动与对方趋同的性质呢？除了我以外，还有许多研究人员都持有相同的观点。

然而，这毕竟属于目前尚未得到科学证明的领域。而猴子的实验则明确表明，动物的大脑彼此之间的确是有关联的。在本章中，我将说明嫉妒攻击实际上影响深远，在人际关系中，我尤其希望你能牢记这一事实。

来自上司的嫉妒攻击

“嫉妒”这样的情感太要命了：想逃又逃不掉，更何况在很多情形下，你甚至根本意识不到自己有着这样的情感。嫉妒会成为引发意外麻烦的原因，还会导致无力感的产生。

首先，介绍 A 女士的案例。

案例③

难缠的上司

姓名：A 女士

性别：女

年龄：40 岁

在职场里，我有位讨厌的上司。如果有演示材料需要他审查，我就算明知道必须完成，也会变得毫无干劲儿。

即使勉强在截止期限前完成了演示材料，去公司上班这件事也越来越像是在渡劫，只能一边告诉自己“不去不行”，一边努力试图振作起来去上班。这样的自己真是令我讨厌。我觉得自己越来越没有干劲儿了。

由于有位讨厌的上司，A 女士在工作中没法正常发挥原有的水平，变得提不起干劲儿，最近更是觉得“我怎么这么差劲呢”，有自责而非指责上司的倾向，还出现了心身失调的症状。于是她来找我咨询。

我问她：“你讨厌那个上司的哪些方面呢？”回答是：“就是像小夫的那些方面。”大家都知道，小夫是高人气漫画《哆啦 A 梦》中一个极度欺软怕硬的不讨喜的角色。

“也就是说，他坏透了？”

“他心肠又坏，又狡猾。比如，下属花了一个月时间才准备好的资料，他凭空跳出来就把功劳揽到了自己身上。他还总是欺软怕硬，完全令人无法尊敬。我根本不想跟‘小夫’打交道，可是现在在同一个项目组里，想不打交道也不行……他自己都承认了，他就是故意在针对我。我要是去跟他说理的话，又得三四天没有气力。”

也许 A 女士自己也难以发觉，她产生无力感的原因实际上是来自上司“小夫”的嫉妒。这是一个非常容易理解的“因嫉妒而引发故障”的例子。或者也可以这样说，来自上司的嫉妒使得 A 女士原始的“愉快 / 不愉快”代码出现了问题。

然而，当我这样告诉 A 女士时，她的反应只有讶然的一声：“啊？”她脸上的表情明显在说：“这是什么意思啊？我不明白。”

A 女士心知肚明，“小夫”讨厌自己。而且她自己也认为，只要“小夫”不在，她就一定能够发挥出原有的水平。然而，她认为自己变得没有干劲儿、不想工作的原因顶多只是“心理软弱”，却没有想到，“小夫”因嫉妒而对她进行的刻意打压，才是她产生无力感的直接原因。

A 女士下了结论：“我失去了干劲儿，是因为自己不争气。”从中我们也能看出她的万能感在作祟。然而，这么想的肯定不只 A 女士一个人，类似的人和事其实相当常见。通常来说，人们不会认为自己失去干劲儿的原因在于他人的嫉妒。

实际上，A 女士只要一想起自己被“小夫”责备的情景，就会陷入毫无干劲儿的状态。关于“回想自己被‘小夫’责备”这件事，只要想一想第 1 章中讲到的马丁·塞利格曼的实验以及对“习得性无助”的解释，也许就能明白是怎么回事了：

> 习得性无助是指，如果即使持续努力也得不到期望的结果，那么长此以往下去，个体就会变得不论干什么都觉得没意思、多此一举，从而失去了干劲儿。

我们已经讲过，通过在实验中对笼子里的狗施加电击，狗持续体验到令自己动弹不得、陷入无力感的电流，也就是告诉它“你不行”的电流，于是自己也会去强化“不行”的念头，结果就真的变得不行了。

如果将 A 女士比作笼子里的狗，那么“小夫”的嫉妒就是流过笼子的电流。

嫉妒是感到处于自己之下的人具有比自己更加优秀的方面而引发的情感。先入为主地认为“A 女士在我之下”的“小夫”发觉 A 女士的能力比自己更强，因而引起了他的嫉妒发作。于是，他开始释放出电流，说 A 女士的坏话，无视 A 女士，拒绝 A 女士的企划通过。

整件事的前因后果是这样的：A 女士在不知不觉中受到了来自“小夫”的嫉妒电流的攻击，然后自己进行了强化，代替“小夫”责备自己，最终失去了干劲儿。认为“我不行”“自己好讨厌”，本身就表明 A 女士被卷入了“小夫”的嫉妒发作。

A 女士认为“‘小夫’这家伙很讨厌”和“我这人不行”是两个不同的问题，因此总是烦恼不已，终于变得毫无干劲儿。

然而，前一个问题和后一个问题并不是独立发生的，它们的根源联系在一起。

遭到嫉妒引发了习得性无助

在心理学上，导致 A 女士产生无力感的，是“小夫”的嫉妒攻击引发的习得性无助。

来自上司的嫉妒是无力感产生的原因，这个结论对于 A 女士来说非常意外。然而正是“小夫”的嫉妒攻击在 A 女士的大脑中引发了故障，使得 A 女士失去了干劲儿。

在 A 女士无法发挥原有水平、继而开始自责这一连串事件的背后，是“小夫”的嫉妒攻击。由于“小夫”的嫉妒，A 女士的“愉快 / 不愉快”代码出了问题，也就是说，她出故障了。

现状是，A 女士开始讨厌自己，把自己变得很卑微，叹息着“我这种人如何如何”。这使她越来越像“小夫”所期望的那个比“小夫”更加弱小无能的A女士。A女士则因此染上了“自卑癖”，并且在实际言行中表露了出来。

害怕嫉妒、避免嫉妒这种行为本身，就说明A女士已经意识到了嫉妒，于是她的“愉快/不愉快”代码出现的问题便更加严重了。

● 嫉妒也是一种发作

在第2章中，我提出万能感是一种“发作”。

与之类似，各种各样的骚扰也能够被理解为出于同样原因而表现出的发作。

例如我们可以说，像“小夫”对A女士那样，上司对部下说出难听的话，是由于嫉妒而引起了发作。想到“明明只是个女人，竟然有些方面比我还优越，踌得不得了”，导致了上司的嫉妒发作，于是他为了将对方拉到更低的位置而不惜恶意中伤，不自觉地说出了伤害对方的言辞。

此外，在夫妻间也会出现嫉妒导致的发作，这样的情形虽然本人难以觉察，其实还是很常见的。例如妻子要求丈夫“扔掉这个破烂吧”，丈夫却不愿意，这就是丈夫身上出现了“被动攻击”的发作。大多数情况下，丈夫自己并没有意识到，由于他感受到妻子比自己的能力强，于是嫉妒妻子而引起了发作，所以才会不愿听从妻子的要求。

引发被动攻击的男性大多一眼看上去很优秀，所以周围的人难以理解丈夫为什么会对妻子进行攻击。妻子则会因此而生气，身心都陷入痛苦之中。

怎样制止他人的嫉妒发作

那么，怎样做才能制止“小夫”的发作呢？

首先，大前提是承认自己可能会受到他人的嫉妒。不要认为自己目前不想动、没干劲儿的状态是由于心理软弱、过于懈怠，而是要从外部寻找可能的原因。如果自我评价很低，你也许会做出评判：“我这个样子，没人会嫉妒我的。”然而，不要就这么停止思考。跳出自身的评判非常重要，请尝试想一想：我是不是受到了谁的嫉妒？

停止自责，冷静地审视四周，没准就会意外地发现某人正在嫉妒你。

从机制上来说，嫉妒是感到原本以为不如自己的人居然有些方面比自己更优秀而引起的发作。因此，“小夫”嫉妒 A 女士，也就说明“小夫”认为 A 女士比不上自己。A 女士害怕“小夫”的嫉妒、试图避开的行为则意味着，A 女士也认为自己不能和“小夫”相比。

也就是说，现在形成了嫉妒的强者（“小夫”）与被嫉妒的弱者（A 女士）这样一种关系。这种关系扰乱了 A 女士的“愉快 / 不愉快”代码，使她的大脑中出现了故障。因此，只要改变这种关系，故障就能够消除了。所以我们要做的就是：消除“小夫”是嫉妒的强者、A 女士是被嫉妒的弱者这种关联性。

具体来说就是，A 女士必须变得比“小夫”更强大。只要 A 女士在心中认为自己比“小夫”更强大、更优秀，就能够改变嫉妒的强者（“小夫”）与被嫉妒者的弱者（A 女士）这样的关系。一旦意识到自己比对方更优秀，之前那种强弱关系便会自动消散，A 女士便不会再从“小夫”那里感受到嫉妒的电流，故障也就得以消除了。

从极端的角度讲，只要 A 女士在职场中做出得到周围人认可的业绩，迅速取得成功，获得比“小夫”更高的地位，“小夫”是强者而 A 女士是弱者这样的关联性就会被反转，因此从那个时候起，“小夫”就不会再嫉妒 A 女士了。然而，这样的设想是不切实际的。因为即便 A 女士未来真的能够取得成功，要超越现在是她上司的“小夫”的地位，最短也要数年时间。在这几年中，若是现有的故障给 A 女士的身心带来了负面影响的话，就一切都无从谈起了。

因此在本书中，与我日常进行心理咨询时一样，我将介绍一些更现实的消除故障的方法，让每个人都能舒舒服服地马上开始施行。

- **用电击对抗电击**

在开始介绍消除故障的 4 种方法之前，我们可以先从其他角度出发，思考所谓的“平息发作”到底是什么意思。

例如，上文中说道，在酒精成瘾的症状发作时，因发作而饮酒的成瘾患者实际上失去了记忆，也就是断片儿了。不记得喝酒这回事本身就是发作的证据。

对于这样的酒精成瘾患者，以前的治疗师认为必须让他“直面”发作。这是一个医学术语，指的是治疗师在患者因发作而不记得自己做过什么，也无法沟通时，为了消除发作而采取的一种方法。为了直面，以往曾有过对酒精成瘾患者怒吼“为什么戒不掉酒”之类的治疗方式。怒吼在职业伦理上是存在问题的，现在恐怕已经不允许这样进行治疗了。然而在以前的治疗中，的确曾有人为了制止发作而使用这样的方法。在“以电击对抗电击”这个意义上，这种疗法可能是有效的，可以说是为了消除发作而实施的一种“电击疗法”。

除了针对患者以外，如果孩子太过淘气，家长有时会不得不大声训斥，也是同样的道理。这种做法的机制可能是这样的：对那些原本就容易发作的孩子予以反击（counter，与发作同等程度的冲击），从而平息孩子的发作。为了制止孩子产生的“电击”（发作），就要用怒吼这样的“电击”来对抗。也就是说，这是一种用发作来对抗发作的方法。

如果我们不希望对方发作，就要以牙还牙、以眼还眼，从而把对方的发作抵消掉。例如，如果母亲学着淘气的孩子的样子，也对孩子说一些淘气的话，是能够产生效果的。不要默默忍受对方对自己的所作所为，而是要予以反击将其发作打消。

虽然有些极端，但这种方法也可以应用在A女士和“小夫”的故事里。之前已经说过了，由于嫉妒发作针对的是被自己视为弱者的人，所以如果A女士反过来成为比“小夫”更强大的强者，小夫的发作自然就会收敛。

例如，若是A女士突然对“小夫”怒吼：“你能不能不要这样！”这种冲击对抗了嫉妒的攻击，“小夫”也许就不会发作了。

这里的怒气并不是经过深思熟虑之后的愤怒，而是更为感性的怒气，即基于“愉快/不愉快”代码的怒气。

说到底，嫉妒发作是一种像动物一样“示强”的行为，就是要让对方见识到自己比对方更强大，所以另一方也必须像动物一样应战。即使是身材娇小的女性也可以对抗身材高大的男性，用声音来威慑对方，施加威压。甚至，体型瘦小的女性大声怒吼，反而更容易让人感受到反差的震撼，从而能够向对方施加更大的威压。

然而，正如我反复说明的那样，这是一种极端的方式。要想采取这种直面对方的方法，需要事先计算好顺利达成目的的概率和伴随的风险（被调换部门、被公司开除等），障碍很多。有鉴于此，在这类情况下采用怒吼的方法并不现实。在此处介绍这种方式，只是想让你了解到，还有这样一种从发作的机制推导出来的方法可以制住对方。

接下来，我将介绍几种不需要计算对方的出招就能以最小的风险实现目的、消除故障的方法。如果其中有方法让你觉得灵光一闪，那就不妨尝试一下吧。

消除故障

方法① 找出“小夫”的弱点

大岛：现在请回想“小夫”的模样。首先，在想到他时，看看他的身体上有哪些弱点。即便是怪兽、妖怪，也都是有弱点的。其次，在心中找找你所认为的“小夫”的弱点。“小夫”在哪些方面有弱点？

A女士：嗯，膝盖吧。

大岛：那么，请把注意力放到“小夫”的膝盖上。怎样，从“小夫”那里感受到的威胁是在上升、下降，还是不变？

A女士：关注他的膝盖时，就看不见他的全身了，所以威胁和不愉快的感觉减弱了。

大岛：减弱了是吧？再从别的地方找找弱点，哪儿还有弱点？

A女士：头部。

大岛：头的哪个部位？

A 女士：眉间。

大岛：是吗？那么请关注于这一点，集中注意力。怎么样？

A 女士：想冲他开枪。

大岛：是这样的感觉啊，明白了。那么，以后遇到“小夫”或者想起他的样子时，就关注他的眉间，也就是他的弱点所在之处。这样一来，不愉快的感觉就会逐渐消散了。

总结一下，我所介绍的第一种方法是这样的：为了使 A 女士意识到自己比“小夫”更强大、更优秀，就要找出“小夫”的弱点。“小夫”的身体上存在弱点这个事实，本身就已经证明了 A 女士并不总是受到嫉妒攻击的弱者。只要让 A 女士意识到这一点，她就可以发现自己其实一直以来都是强者。让 A 女士自己意识到这一点是非常重要的。

弱点有很多种，从对方的身体特征方面去寻找是最为简单直观的。上面所给出的 A 女士和我之间的对话只是“找弱点”这一方法的参考。要点在于，一定要找出在面对“小夫”时，A 女士比之更加优越的地方。

● 发现自己的优势地位

如果一个人认为某人很讨厌，在那人面前就会低头看着地面，或者视线飘忽不定，结果反而使得自己和对方相比处于弱势。就像笼子里的狗一样，若是持续忍受嫉妒的电流，就会染上自卑癖，最终变得完全不想抵抗。然而，只要找出能让自己感到“这是对方的弱点”的地方，就可以转而占据优势地位。

在想象中注视着讨厌或难相处的人的弱点，若是产生了“我在这方面更胜一筹”的感觉，就一直盯着那儿看，这样就能够将自己置于并非弱者的位置。看着对方的弱点，自己相对来说就成了强者。一旦成为强者，自然就不会再受到对方的嫉妒。

意识到对方有弱点这个事实，本身就表明了自己是强者。这个消除故障的方法的要点在于，寻找能够破坏对方、给对方带去致命伤的方面，如身体特征等，从而使自己认识到，自己才是真正处于优势地位的人。

但是必须注意，这个方法并不是针对“讨厌的人”的，而是针对“使自己产生无力感的人”的。使自己产生无力感的人显然并不仅限于自己讨厌的人，因此不要将这种方法理解为是专门用于对付“讨厌的人”的。

消除故障

方法② 完全无视“小夫”

第 2 章中讲到，“淡化发作”是很有效的。如果想着要如何应对，反而会导致连续发作，因此淡化或者说放任发作比什么都重要。对嫉妒发作来说也是如此。A 女士自己越是想“我真没用”，就越会被卷入“小夫”的嫉妒发作之中，越陷越深。因此，为了切断这种关系，如果压根不做出应对、无视来自对方的嫉妒的话，反而能够制止嫉妒的连续发作。

放任对方的方法也可以说是一种成年人的方法。

只要 A 女士成为成年人，“小夫”是强者而 A 女士是弱者这一构图就会崩塌，A 女士就能够从与“小夫”之间的嫉妒与被嫉妒的关系中脱离出来。

如果 A 女士表现得像一个成年人，完全无视“小夫”，那么嫉妒发作的电流即使流过也找不到目标，于是对“小夫”来说，反而会感觉非常受伤。这样一来，他也就渐渐地不会再去嫉妒 A 女士了。

例如，当父母对孩子非常生气时，父母的怒气越来越大，孩子反而会觉得越来越有趣，并不会因此停止惹大人发怒的行为。驯狗也是如此。越是对吠叫的狗训斥“不许叫！再叫我就如何如何”，狗反而会叫得越凶，甚至可能养成吠叫的习惯。在这种情况下，一般会推荐这样的驯狗方法：狗一旦开始叫，就离开它到其他地方去，把它晾在那儿，完全无视。

A 女士讨厌“小夫”，把他当成对手，就像是父母对孩子或者猫猫狗狗生气了一样。换句话说，她太在意“小夫”了。如果将“小夫”当成了对手，两个人的大脑之间就会产生关联。因此，通过不把他当成对手，也就是完全无视他这种方法，便能够摆脱嫉妒与被嫉妒的关系。

不管小孩子做何反应，如果大人一直无视的话，孩子就会停止惹大人发怒的行为。狗也是一样，吠叫时无视它，如果不叫了就摸摸它的头，说一声“乖”，这样狗就

> 不会再吠叫了。
>
> 只要 A 女士能够摆脱嫉妒与被嫉妒关系的循环，“小夫”就是一个巴掌拍不响了，他会因此斗志全失，不再发作。
>
> 通过想象自己是成年人、对方是个小孩子这样的感觉，A 女士面对“小夫”时便不再是弱者。为对方的嫉妒攻击而烦恼的人如果能用这样的视角来审视两人的关系，那么在做到这一点的同时，就能意识到两人的关系发生了变化。

● 不必“努力”无视

在实践上述方法时，有些地方需要注意。在向 A 女士传授这一方法时，A 女士回答说：“我会努力不去想‘小夫’的。”“努力不去想”的人并不是只有 A 女士一个。只要是有万能感的人，就会有“必须做点什么”的意识，于是便会无谓地进行努力。可是请注意：努力已经意味着将“小夫”当作了对手。努力不去想“小夫”时大脑的状态，和把“小夫”当成对手时的大脑状态是一样的。

简而言之，为了努力不去想“小夫”，而把“小夫”当成了对手，情况反而会因此变得更加糟糕。因此，要抱着“我不会考虑‘小夫’的事”这种心情，无论发生什么都完全无视。这样一来，反而会让“小夫”觉得棘手。

如果有人觉得这种方法难以做到的话，那么请首先尝试找出对方弱点的方法。实际上，在我向A女士传授完全无视的方法时，她的回答是：“我心中对‘小夫’的愤怒根本停不下来，想骂他的话如滔滔江水连绵不绝。这些话止也止不住地反复出现，让我什么都干不下去。因此对于现在的我来说，要完全无视‘小夫’实在太难了。”

A女士被卷入“小夫”嫉妒发作的电流中，竟然到了如此程度。然而，A女士越是愤怒，这种情绪越是会传达给“小夫”，于是“小夫”的愤怒也会放大，两人的关系便会更加胶着。发作产生的电流真的会像发电机那样，将能量发散出去。

消除故障

方法③　制造吞噬一切的黑洞

对于像 A 女士这样“努力”试图忘记、做不到完全无视对方的人，我会推荐另外一种方法。这种方法属于暗示疗法，即在自己心中“制造黑洞”。请想象在自己心中制造了一个黑色的旋涡。想象在自己的胸部周围，有一个黑色的旋涡，所有的一切都被这个旋涡吞噬了。

请注意，这个旋涡不只是吞噬讨厌的、不好的、负面的事物，而是吞噬存在着的“一切现象”。

如果想象一个只吞噬讨厌事物（比如“小夫”的恶言恶语）的旋涡，就会在不知不觉中将讨厌的事物与不讨厌的事物进行区分，这样就掺入了有意识的价值评判，从而会产生逃离讨厌事物的想法。就好比过多地想着“我要忘记‘小夫’的恶言恶语”，结果反而会陷得更深。越是有意识地这样想，越是会被再次卷入自己讨厌的事物所发出的电流之中。

因此，摆脱执念的有效手段是，不要像上面所说的那样加入自己的有意识评判，而是制造一个黑洞，不论是好的事物也好，不好的事物也罢，甚至是不好不坏的事物，这个黑洞都能吞噬掉。

这个黑洞就是混沌（chaos），它是一个与价值、意图无关，只是将存在的一切现象全部吞噬掉的旋涡。由于这个旋涡位于你自己的身体里，所以即使你因他人嫉妒发作而受到了电流的攻击，包括电流在内的所有一切也都会被这个黑洞吞噬掉。因此，你自己就没有必要考虑对嫉妒“做点什么”了。

消除故障

方法④ “捧杀”

为了改变嫉妒的强者（“小夫”）与被嫉妒的弱者（A 女士）这种关系，使“小夫”心情大好也是一种重要的方法。如果能让“小夫”对自己当前的工作、生活感到满足，他就不需要向 A 女士显示自己才是强者了。只要“小夫”保持心有余力的状态，自然就会平息对 A 女士的嫉妒。

但是，如果 A 女士直接对着“小夫”拍马屁的话，这种意图很容易被看破，就起不到什么作用了。要是一直以来都不尊敬“小夫”的 A 女士突然开始赞美“小夫”，他马上就会感到事有反常，反而会受到刺激。因此，我会建议借助他人来使“小夫”动摇，具体方法就是“捧杀”。

让一些人在“小夫”听得见的地方对别人八卦：“‘小夫’最近好厉害啊！”“真不愧是‘小夫’，太棒了！”这样一来，变得开心的“小夫”得到了满足感，就不会再去嫉妒 A 女士了。

从同样的角度来想，你会发现人们常说的要同上司进行“报告、联络、讨论”很有道理。勤于向上司报告、与上司联络、和上司讨论，会产生“幸亏有您的指导，我的工作才得以顺利进展”的感染效果，也就相当于拔高了上司。上司心情大好，便不会再嫉妒这个下属了。反之，如果对讨厌的上司敬而远之，不再报告、联络、讨论，那么对于上司而言，这个下属会越来越成为他嫉妒的对象。

主动察觉自己的嫉妒

从故障（无力感）的角度来看，并不是只有受到发作攻击的那个人才会出现故障。有时候，对于嫉妒发作的当事人来说，嫉妒他人的状态也会导致故障，从而进入无力状态。也就是说，虽然在A女士和“小夫”的例子中，失去了干劲儿的只有A女士，但是在有些情况下，“小夫”自己也会受到嫉妒心的影响而产生无力感。

不过，在这样的情况下，只要当事人能够觉察到自己正在嫉妒别人，故障就可以被逐渐消除掉。

嫉妒是一种动物性的反应，因此，请仔细思考“为什么会嫉妒”的问题。自责毫无意义。我已经反复说明，嫉妒是由于感到原本认为比自己低下的对方，竟然在某些方面比自己更加优秀而引发的。反过来想，如果能够想着“我比对方优秀”的话，就没必要嫉妒了。

因此，请重新认识到自己是比对方更优秀的人，从而摆脱嫉妒发作。如果能够意识到嫉妒，就足以证明“我比对方更优秀”了。也就是说，只要能够觉察到自己的嫉妒，发作就会平息。

这么做的要点在于意识到自己正在嫉妒，但是有时候，这是很难做到的。

父母斥责正在玩耍的孩子：“快点去做作业。”结果孩子却顶嘴说：“我本来正要去做呢。”反而赌气不做作业，让父母很是头疼。

在这种情况下，虽然很难察觉，但其实是父母在嫉妒孩子。“我不得不做一大堆的家务，为什么只有这个孩子在自由玩耍呢？太过分了。”父母出现了嫉妒发作，对孩子施加了电击。因为孩子正在自由地玩耍，而父母则对此心生嫉妒。也就是说，地位比自己低的孩子却有着比自己强的方面——拥有自由，因此遭到了父母的嫉妒。

孩子因为受到了父母的“电击”而失去干劲儿，变得不想动了，越发不想好好学习。父母越是一本正经，越容易发生这种情况。

为什么在气氛紧张的家庭中孩子会产生无力感，结果变得不想好好学习呢？可以说原因就在于父母强烈的嫉妒发作。如果父母觉得自己很不自由，就会嫉妒比自己更加自由的孩子。于是，孩子就什么都不想做了。

不过，即使在这种情况下，如果父母能够发觉自己其实是在嫉妒孩子，那么状况就会有所改观。

如果父母能够觉察到自己的内心有嫉妒孩子的情感，那么在对孩子说出“快点去做作业”之前，也会留意到自己这么说是出于嫉妒，只是因为自己没有自由，所以便嫉妒自由的孩子，才会斥责孩子。

如果留意到这一点的话，就不会说出“快点去做作业”这样的话了。这样，孩子就不会受到嫉妒的“电击”，兴许就会自觉地去完成作业。

果然，意识到自身的状态是非常重要的。

● 嫉妒的“电击”与言语无关

有人可能会想：如果是父母让孩子“快点去做作业”引发了孩子的故障，那么是不是只要说其他的话，孩子就不会受到“电击”了呢？

然而，嫉妒的电流是否会传给对方，实际上与言语无关。父母的嫉妒产生的电流在他们把言语说出来之前就已然存在了，会通过大脑的网络传给孩子。在嫉妒这种情感产生的那一刻，“电击”就已然发生了。

从动物的角度来说，这就是“附加条件”。如果父母释放出这样的嫉妒电流，孩子就会受到附加条件的束缚，从而遭受

“电击”。即使父母并不在眼前，屋子里只有孩子一个人，如果父母发出这样的“电击”，依然会通过大脑的网络传达给孩子，让孩子产生无力感。

即便是分隔两地，如果孩子想要自由自在，这样的想法也会经由大脑的网络传达给父母。父母便会觉得“太过分了”，于是又把嫉妒的攻击返还给孩子。就算不用眼睛看，父母也会知道孩子想要自由自在。

“剪不断，理还乱”的执念

对很多人来说，即使想要与血亲或是交情深厚的人绝交，也总还是“剪不断，理还乱”。

例如，第三者已经被对方的妻子发现了，因此想要与对方断绝关系，然而却总是藕断丝连；又或者，被弟弟坑了钱的男子想要同弟弟断绝往来，却始终断不干净。

在这样的情形下，道理也是一样的：如果能够意识到问题来自嫉妒发作，或者了解大脑网络的运作方式，会使之后事情的进展发生很大改变。

作为第三者的女子想要与对方绝交却做不到，很大一个原因也是由于嫉妒发作。她能否留意到这一点，会给未来带来很大的不同。说到第三者动弹不得、想要绝交却做不到的原因，几乎 100% 都是由于对对方妻子的嫉妒。

如果婚外恋的男方给第三者讲了一些关于自己妻子或者家庭的事，即使只是只言片语，也会使得第三者不由自主地对男方的妻子产生嫉妒。遭到这种嫉妒发作的攻击而产生无力感的应该是男方的妻子；然而前面也提到过，有时，嫉妒他人的状态也会引发自身的故障，于是第三者也会变得无法动弹。

从大脑的网络这个角度来看，婚外恋并不是被发现或没被发现这个层面上的事件，而是已经被大脑所捕获（catch）的事件。人们常常说起“女性的直觉”，指的就是这种情况。在大脑网络的层面上，第三者、婚外恋男方以及男方的妻子三个人是联系在一起的，所以“不被发现”是根本不可能的。

在这种情况下，两位女性会相互嫉妒，两人之间直接的憎恶和嫉妒混合在一起，因此她们都会产生无力感。第三者虽然想要同男方断绝关系，却断不掉，便与这种嫉妒的反作用有关。

被弟弟坑了钱却做不到与之绝交的男人也是一样。嫉妒的电流从弟弟那里传到了自己身上，因此便动弹不得了。既然被坑了钱，说明自己比弟弟有钱，因此弟弟会认为“哥哥太过分了”。由于受到这样的嫉妒攻击，哥哥便产生了无力感，变得无法和弟弟断绝关系。

不过，如果了解了这种嫉妒发作的机制和大脑网络的存在，那么即使被卷入“电击”，也可以尝试使用本章所介绍的那些具体的解决方法。

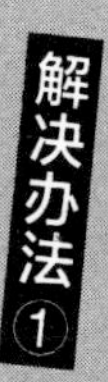

说出“人不知道自己在做什么”

有时，爱情会将恋爱的对象卷入发作而产生故障。“跟踪狂”就是一个容易理解的例子。

被跟踪一方的“愉快 / 不愉快”代码会出现问题，大脑内产生了故障，以致心身失调。

在这样的情况下，进行跟踪的一方根本不是在尊重对方，而只是执着于自己的所作所为。如果尊重对方的话，就会与对方保持适当的距离，不会令对方如此困扰。然而，跟踪者并不是尊重对方，只是想看对方出丑，让对方受自己支配。即便是爱情，也有着另一面。

从这种意义上来说，不包含尊重成分的爱情和嫉妒是一样的。在接收到来自对方的执念这一方面，嫉妒和恋爱并无差别。

一旦了解了这一机制，恋爱也会变得截然不同。即使是现在看来十分幸福的夫妇，如果了解了这一机制，或许就能够避免将来可能出现的问题。

下面，我将进一步介绍在接收到来自对方的执念时，应该如何摆脱执念，不受其影响。

方法就是：理解“人不知道自己在做什么”。我的建议是把这句话亲口说出来。

耶稣被钉在十字架上时，说那些企图亲自对他下手的犹太人“他们所作的，他们不晓得”。跟踪行为就如同对耶稣下手的行为。怀有执念的一方因为发作了，并不知道自己在做什么。一定要把这句话亲口说出来。

如果是对方有意为之的行为，我们当然要予以回应；但是如果知道对方的所作所为根本是无意识的，那么我们只要不受对方执念的影响就好了。表现出对方的行为是无意之举的，就是“人不知道自己在做什么”这句话。

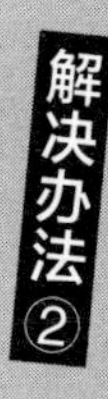

不要告诉朋友

有些人一有烦心事就会马上告诉同性友人，会这么做的尤其以女性居多。

不过，请注意那些不管有什么烦心事，“如果不对朋友讲出来就气不顺”的人。原因在于，不论和朋友的关系多么铁，朋友都会因此产生执念（嫉妒）。或者说，正因为是关系很铁的朋友，才会送来执念（嫉妒）的电流。

找朋友倾诉的人也许真的很烦恼。然而有时候，对于听人倾诉的一方来说，烦心事或是有事情能够烦心这种状态本身，就会成为嫉妒的目标，比如那些与结婚、转职有关的烦心事。

在第 2 章中我就已经说过，为了减少万能感，最好不要跟别人说。考虑到嫉妒的性质，这个建议在此处依然成立。

我想一定有人有过这样的体验：被朋友无意中说出的一句话刺痛，或者因对话中对方一瞬间的表情而受到伤害，突然觉得失去了干劲儿。在这样的情况下，可以这么想：这是由于朋友的话一语中的，于是你不光因此觉得无力或受到了伤害，还遭到了朋友嫉妒的“电击”。

越是向朋友倾诉，就越是以为对方懂得自己的感受，觉得对方善解人意地向自己提供着建议，然而这样的建议中其实已经夹杂着嫉妒的成分了。因此，即使在倾诉时感觉很开心，之后反而会更加没干劲儿。

因为你越是抱怨，越容易诱发对方的执念（嫉妒），于是抱怨行为直接导致了你的故障。

产生了无力感的人，尤其不应该去找那种“真的很了解我”的朋友。如果不向朋友倾诉，他们最终几乎都能变得更有干劲儿。

虽然我这么说了，但一定还是有人会说：“我做不到啊，我情不自禁地就会去找朋友说。如果不说的话，我担心心理压力会不断积累。”但是，即便是很好的朋友，如果你去找他倾诉，结果也可能只是反过来听对方说了一通烦心事。也就是说，你在某种意义上被朋友“牺牲”了。

请试着拒绝这样的朋友，停止向朋友抱怨，然后反观这整个历程。

或许，如果不去找朋友倾诉，抱怨很快就会自动消散。即使是认为“这抱怨已经多到要溢出来了，根本忍不住不说”，只要不去找人倾诉，你也许就能意识到，抱怨实际上并不存在。

我以前曾为一个被诊断为纤维肌痛综合征的人做过心理咨询。纤维肌痛综合征是一种全身刺痛的疾病，这个人实在痛得受不了了，于是来找我。通常，经过心理咨询师的治疗，疼痛多少都会缓解，然而这个人却始终疼痛不止，且症状越来越严重。

我觉得奇怪，于是问他：“你是不是找某个朋友说过这件事？你向他抱怨了？”他说：“是的，我跟三个朋友说过，也抱怨过。”于是，我要求他不要向朋友倾诉，也别向朋友抱怨。这样做以后，此人的疼痛便消失了。

疼痛也是朋友的嫉妒攻击导致的。感到疼痛这件事本身已经使这个人成了弱者。正因为是弱者，于是容易受到嫉妒的攻击。嫉妒是动物性的发作，即使是朋友也无法避免。从这个意义上来说，朋友对你并无恶意或者企图。然而正因为如此，为了避免遭到嫉妒，最好还是不要去找朋友倾诉或者抱怨。

麻烦的更年期障碍

案例④

确诊之后……

姓名：G 先生

性别：男

年龄：61 岁

虽说在职场或家中并没有什么烦心事，G 先生却在 58 岁时感到全身倦怠，这是他之前从未体验过的。于是他前往医院就诊。由于这样的情况是首次出现，G 先生在去医院之前先在网上查了许多关于自己身上出现的不适症状的信息，也向医生打听了许多。然而，他几次去医院进行检查，都没发现身体有什么特别的异常情况，病因不明。

这样的状况持续了两三个月，G 先生的身体状况还是没有恢复。他认为“只有最后一种可能了”，于是接受了“男性更年期障碍”的诊断。然而吃过处方药后，他在第二天依然没觉得有所好转，不过反正已经诊断过了，便也安心了。从年龄上考虑，G先生自己也觉得这个诊断可以接受。可是过了一阵子，他又有了强烈的抑郁倾向，不论是在职场还是回家后，什么都不想干。在家里，G先生因无聊而沉迷于电子游戏，每天除了打游戏还是打游戏。从此以后，虽然觉得自己让妻子担心了，很是歉疚，但他的无力感依然持续至今。

我认为，G先生失去干劲儿的原因在于以下三个方面。

- **容易让万能感膨胀的环境**

首先，与万能感相关。到了一定年龄、获得一定地位之后，不论什么都可以由自己做出评判，而不必担心遭到周围人的抱怨或者批评。这种情况与G先生的无力感有所关联。

第 2 章中已经讲道，要想消除万能感，必须从持续做出评判的循环中跳出来。

对于 G 先生这样年龄、这样地位的人来说，越是没有大的烦恼或者抱怨，便越有可能身处在容易引发万能感的环境之中。G 先生可以全凭自己的评判来处理事务，不论是在家中还是在职场里，连被人批评、非难的机会都很少。这样一来，他的万能感就会越来越膨胀。

这种状态，G 先生自己几乎是察觉不到的，可是如果万能感持续膨胀，他就会感到越来越没劲儿。到了这时，他便再也看不到顺应“愉快、不愉快、愉快、不愉快……”的感觉时才能够看到的风景了。

- **来自妻子和医生的嫉妒**

第二个原因是嫉妒。而且可以说，G 先生很可能是受到了来自妻子和医生的双重嫉妒攻击。

G 先生说，有段时间妻子对他非常担心。“担心”这个词需要多加注意，因为它很有可能是为了打消嫉妒才使用的用语。在很多情况下，“担心”这个行为实际上并非出于善解人意，而是出于嫉妒。母亲经常会对孩子说：“我真的很担心你啊！”有时，这么说是为了让孩子放弃自己原本想做的事情。如果母亲的担心并非出于嫉妒，而是原本意义上的担心，孩子自会乖乖听她的话。

然而，如果担心是由嫉妒的情感伪装而成的，孩子便会有所察觉，也就不会照母亲说的去做。在之前的“主动察觉自己的嫉妒”一节中，孩子被父母催促“快点去做作业”，却不肯照做，恰恰就体现了这种状况。父母装作担心而说的话实际上是出于嫉妒，而孩子在大脑网络的层面上发觉了这一点。

我推测，G 先生的妻子也许是在嫉妒丈夫：“你能如此自由自在地生活真是好啊！”情况变差的 G 先生，不论怎么说都是个弱者。一旦成了弱者，就更容易受到相对而言成了强者的妻子的嫉妒攻击。于是，G 先生就变得更加不想动了。

一眼就可以看出，在导致 G 先生心中故障的原因中，来自妻子的嫉妒所占的比重相当大。

然而还不止如此。对 G 先生来说，来自医生的嫉妒也可能是他产生无力感的原因。

G 先生曾经说，他是在主动查询了自己身上出现的不适症状之后，才去的医院。

现在是一个患者容易受到医生嫉妒的时代。以前，医生都是了不起的大人物，受到世人的尊敬。虽然直到现在还是有一些人以这样的态度对待医生，但在如今这个时代，就算是门外汉也能够通过互联网等渠道查找到许多相关信息。

如果在医生开始诊断前，患者就问医生：“我这是更年期的症状吗？”医生可能会觉得“这个患者真麻烦”。在医生感到“真麻烦”的这个阶段，患者已经引起了医生的嫉妒。

不只是 G 先生，现在有很多患者知道的比医生还多。想想看，要是患者非常笃定地对医生指出自己患的是什么病，医生不感到嫉妒才怪呢！想到“你明明没有像我那样刻苦学习，却懂得这么多知识”，就算是生起嫉妒心也不奇怪吧？

当今时代，有许多人都会自己费心做一番功课之后再去医院。在这样做的时候，最好心里明白，当今时代的医生会对患者产生很强烈的嫉妒。

要是激起了医生的嫉妒，病症只会越来越恶化。无论再怎么挑选医疗设施最先进的大型医院，接受名医的治疗，一旦诱发医生的嫉妒发作，那就前功尽弃了。虽然自以为事先调查一下是好事，但如果得意扬扬地在医生面前显摆，反而会给自己带来危险。

消除故障

在医院就诊时请注意

对于G先生这种情况，首先，最重要的是自己要察觉到妻子和医生的嫉妒可能与自己的无力感有关。尤其是在认为嫉妒者令人“难以置信”的情况下，只要能有所觉察，就已经意义重大了。在此基础上，如果在本书所讲的摆脱对方嫉妒或执念的方法里，有让自己感到眼前一亮、很适合自己的方法，那么就请试一试。

在此，我想针对近来显著增加的“医生的嫉妒”做进一步的说明，讲讲为了避免医生的嫉妒，在就诊时需要注意些什么。

首先，在前往医院就诊时，有意识地避免引起医生的嫉妒非常重要。例如，千万不要基于万能感而自行评判“这个医生挺懂的”或者“这个医生不行”，依靠自己“愉快、不愉快、愉快、不愉快……”的感觉才是正解。要是觉得医生说的话让自己感到愉快，就坦率地回答“我很高兴”；要是感到不愉快，就坦率地回答“我有些不安”。在去医院看病时，消除“医生的嫉妒”这一故障是非常重要的。

● 更年期障碍导致的无力感

导致 G 先生出现无力感的第三个原因就是医生所指出的更年期障碍。

如果患者的年龄超过了 50 岁，就有必要怀疑他是不是患上了更年期障碍。更年期障碍并不是一种病，而是激素分泌紊乱导致的一种状态。

对于男性来说，一种称为睾酮（testosterone）的激素减少是引发更年期障碍的最大原因。睾酮的分泌减少，不仅会使人体出现肌肉无力、精力衰退、高血压等症状，还会让人容易疲劳、经常不安、难以保持积极情绪。很多来找我咨询的 50 岁以上男性来访者都会说："生活成了日常事务的重复，完全感受不到快乐，提不起劲儿。""没有勇气挑战新事物，也不想参与地方的社团活动。"诸如此类。

消除故障

竞争与恋爱

与人交往可以有效地促进睾酮的分泌。

如果能找到一个让自己产生“不想认输”之感的对手，就可以促进睾酮的分泌。而且，找到这样一个实力比自己略高，却又绝对不想向其认输的对手，也有利于创造不受万能感支配的环境。

如果是实力明显比自己低的对手，会让人觉得无聊，不想与之一较高下，也就不会分泌出睾酮。反之，如果对方的实力比自己高出太多，那么比起好胜心，紧张感反而会更强烈，于是能够提高干劲儿的睾酮也不会分泌出来。

其实，要想分泌睾酮，最有效的方法是谈恋爱。谈恋爱能够促进睾酮的分泌。因为恋爱会引起激素分泌的变化，自然而然地使干劲儿涌现出来。

人类原本就是这样，如果不谈恋爱，激素分泌就会逐渐衰退。因此，怎样才能创造出谈恋爱的状态是个重大的问题。如果谈恋爱的话，至少可以在某种程度上实现青春永驻，情绪也能够变得积极。心跳的感觉就是恋爱时的状态。

反之，如果不谈恋爱，睾酮减少，日常生活就会失去新鲜劲儿，不论干什么都感觉是在例行公事。

然而，如果同伴侣以外的人发生恋爱关系，会触发嫉妒等情感上的问题，反而惹出麻烦，使得“愉快 / 不愉快”代码出问题，从而产生故障。

因此，与伴侣相爱非常重要。G 先生也是一样，只要能够对妻子重燃爱火，那么不仅自己可以摆脱无力感，还能缓和妻子的嫉妒。

不论是男是女，人生若不是为了“某事”或者“某人”而活，就难以积极向上。

例如，有的人辞掉了工作，结果变得对工作以外的其他事物也提不起劲儿来了。因为对这样的人来说，公司这个地方是用于实现某种人生理想的重要因素之一。

如果除此之外，还有“为了孩子而努力奋斗”“为了我这么可爱的小孙子”这样的感觉，人也会变得积极起来。然而如果没有孩子，就不会有这样的感觉了。简单点说，为某事或某人而活的状态，就是找到了人生目标。

因此，若能找到自己是“为了什么”“为了谁”而活的话，人就会变得积极起来。而要想做到这一点，最快的法子就是谈恋爱。

04

大脑的网络导致无力感

在第 4 章中，我将介绍除了嫉妒以外，还有哪些要素会通过大脑的网络令人产生无力感。我想告诉读者，在这些要素中，母子关系对无力感影响很大。除此以外，各种各样的大脑网络也与陷入无力感状态有关。

要命的母子关系

也许比起万能感或者嫉妒，当得知母子关系对自己的无力感状态有影响时，很多人会感到更加讶然：“怎么会呢？”

还有许多人说：“我和我妈的感情一直好得不得了，亲密无间。”然而，并非只是与母亲关系不好的人才会失去干劲儿。

一个孩子降临人世，最早与之建立亲密关系的人几乎总是母亲。因此，迄今为止母亲与自己构筑了怎样的关系，对于这个人在社会中如何与他人构筑关系有着相当大的影响。孩子与母亲之间距离感的远近是经过了相对而言比较长的时间才逐渐定型的，因此对当事人来说会觉得理所当然。然而正因为如此，虽然一个人与母亲的关系是缔造其思考和行为习惯的本源，但是这一点很难被察觉到。

下面，让我们看看有哪些因素会影响到母子关系所导致的无力感。

● 母子关系的重现

案例⑤

摸不着的距离感

姓名：C 女士

性别：女

年龄：35 岁

C 女士发现，自己不懂得怎样与他人保持距离。如果遇到亲切和蔼的人，这个人与自己的边界就会变得模糊不清。例如，她会想：对方明明受到了优待，为什么我却得不到那样的待遇？即使是面对上司，只要对方对自己比较亲切，她便会把对方当作与自己站在同一级台阶上的人，因此有时会在对方面前感到自卑，或是嫉妒对方。但是她又很讨厌自己这个样子，渐渐变得很难交到新朋友。

C 女士苦恼于该如何建立与亲近之人的距离感，并因此出现了故障。类似 C 女士这样的苦恼，与其说是当前的人际关系直接导致的，倒不如说是由童年时与母亲的关系导致的。

他人对待自己越亲切，在与对方的关系里重现自己与母亲关系的可能性就越大。

在 C 女士的例子中，我推测母亲与 C 女士是平等的关系。

原本，母亲应该是负责保护自己的人。从这种意义上来说，母亲和孩子绝对不应该是平等的关系，而是母亲在上、孩子在下的。由于无视了这一点，让母女间具有了平等的关系，因此引发了本应处于上位的母亲的嫉妒发作，于是母亲和女儿一直处于“嫉妒与被嫉妒”的关系中。这与第 3 章里讲到的“嫉妒攻击导致无力感”紧密相关。

C 女士可能并没有理解：人与人之间的关系并不一定都是平等的，有时即使有点差距也没关系。

我向 C 女士指出，她之所以会如此理解人际关系，原因在于她和母亲的关系。C 女士听到我的解释后很吃惊地说：“啊？原来我现在的烦恼是与母亲的关系造成的，不是我自己的原因吗？”母亲会无意识地对孩子产生嫉妒，但这并非因为讨厌孩子或者对孩子怀有恶念，所以母子双方都很难察觉到这一点。然而之后，C 女士这么回答我：

“可是您既然这么说了，也许还真的是这样呢。我自己也会觉得生孩子太恐怖了。如果女儿比我可爱，比我更具有体育和艺术天赋，我没准也会嫉妒她的。想到自己说不定不愿意支持她，我就觉得非常恐怖，都不想生孩子了。”

C 女士这么说，就是在害怕自己与女儿之间会重现母亲与自己的关系，也就是嫉妒与被嫉妒的关系。

● 制造出外貌心结的罪魁祸首

案例⑥

长得丑是我的错吗？

姓名：D 先生

性别：男

年龄：55 岁

在我的家族里，堂兄弟共有 10 人，其中我最丑。小时候，我总是被堂兄们喊“胖子”“丑八怪”。我想可能是与此有关吧，直到现在我还有外貌心结，不敢对异性采取积极主动的态度。怎样才能让自己抱有“相貌美丑并没有关系”“内心才是最重要的”这种想法呢？

D 先生已经 55 岁了，还在为外貌心结苦恼。

据说儿时被堂兄们欺负那会儿，D 先生有点胖，但现在的他身形瘦削。我对他说："小时候让你发胖的，是你母亲吧？"并向他解释了母亲的嫉妒机制。

D 先生刚生下来的时候俊美可爱。然而这样一来，抱着他的母亲就被人忽视了。我推测，母亲是出于嫉妒的情感，无意识地做出了令儿子发胖的行为。D 先生身上有着闪光点，而母亲不想让外界发现，所以才让他发胖。

D 先生原本以为只要与被欺负的过去诀别就可以解决问题，现在得知自己陷入故障的原因竟然是来自母亲的嫉妒，不禁惊呆了。

至于堂兄们为何欺负 D 先生，很可能是由于 D 先生在外貌之外所展现出的能力，比如渊博的知识等。堂兄们对 D 先生外貌之外的其他才能感到恐惧、嫉妒，因此才欺负他，试图击溃他。如果 D 先生真的乏善可陈，他们就不会欺负他了。

这么看起来，嫉妒真的挺恐怖的。正是 D 先生幼时与身边亲近之人有着这样的人际关系，才导致他在成年后的人际交往中遇到了难题。

消除故障

给母亲写一封感谢信

C 女士和 D 先生所陷入的故障，都是由母子关系引起的。也就是说，若是能够改变与母亲的关系，自然就能够消除故障。

改变关系的第一步，是意识到自己受到了来自母亲的嫉妒。如果总是否定，对自己说“不会的，绝不会是这样的”，那么很遗憾，你与母亲的关系是不会有所改观的。

此外，为了改变母子关系，我建议采取给母亲写“感谢信”的方法。通过写感谢信，母子关系将会发生实质性的改变。就当是被我骗了也好，请务必实践一下这种方法。

此时需要注意的是，在写信的时候，一定要使用敬称。

理由在于，母亲所嫉妒的，是母亲和女儿在某种意义上成了平等的关系。对此，若是女儿自己能够在信上写下认可母亲在“上”、女儿在“下”的内容，那么母亲的嫉妒发作就会平息。同时，使用敬称也是为了清楚地认识到与母亲的上下级关系，清晰地保持距离。也就是说，在写信时需要清楚地写明上下级关系，表明对此认可的态度。

通过写下许多“抚育我至今，不胜感激”这样的致谢语，还能够让自己也明确自己处于受母亲养育的位置。这样，女儿处于下位就很明显了，便不会再引发母亲的嫉妒发作。

所谓致谢，是对关系从上往下进行俯瞰。然而通过将母亲置于上位、将自己置于下位，感谢信同时也对母亲给予了足够的尊重。正是由于尊重母亲，所以便能够与母亲保持合适的距离。

保持合适的距离，便不会再让之前的母子关系重现，同时嫉妒与被嫉妒的关系也会消失。

D 先生的外貌心结始于母亲的嫉妒。因此对 D 先生而言，通过给母亲写感谢信来改变关系的方法也会有效果。

既然 D 先生想要摆脱外貌心结，就要在感谢信中把这一心结写出来，比如："幸而有您为我做了这么多，我对自己现在的样子很满意。"将想要感谢的方面具体地表达出来，写成字句。这样，母亲的嫉妒发作就会平息。

不仅是外貌心结，只要还有其他想要消除的心结，一定都要写入信中。如果在成长过程中总是被嫌弃脑子笨，就写"感谢母亲让我具有了教养"。

如果母亲感到"我养大的孩子竟然这么出色"，便不会再嫉妒了。不论是对孩子还是母亲来说，感谢信都是让自己从束缚中解脱出来的有效方法。

对于因来自母亲的嫉妒而发生故障，无法很好地与他人保持距离感的 C 女士来说，对于为外貌心结而烦恼的 D 先生来说，感谢信都会成为润滑剂，令故障得以消除。

● 也给父亲寄一封感谢信

同来自母亲的嫉妒使孩子出现故障一样，也存在父亲的嫉妒发作使孩子，尤其是儿子出现故障的情况。

因父亲的原因使儿子身上出现故障，同样也会带来各种各样的问题。面对不同的情况，采取的对策自然也有所不同。不过和母子关系的问题一样，只要儿子能够发自内心地感谢父亲，故障就会逐渐消散。

对父子关系而言，有一种发生在儿子身上的典型故障，那就是儿子无法接受所谓的权威，比如不愿听从上司的指示行事，或者采取反抗上级的态度。

与母子关系的情况一样，出现这种问题是由于父亲嫉妒儿子，于是让儿子有了心结。在父亲看来，儿子是“妻子的最爱”，于是也就成了父亲的终极嫉妒对象。

从这个角度出发，感谢信依然是有效的。如果意识到自己出现故障的原因与父亲有关，请务必一试。

我和母亲的恩恩怨怨

举个例子，我就曾被母亲担心："这孩子学习时总是不能集中注意力，以后恐怕很难考上好学校。"

后来，即使是在必须好好学习、准备考试的时候，我的注意力也难得集中超过三分钟。我玩弄橡皮擦、把自动铅笔的笔芯倒出来又装回去，就这样混时间，陷入了完全学不进去的状态。在学校，同班同学们也都很惊讶："怎么会这么学不进去呢？"

我之所以会这样，是因为母亲担心我"学习时总是不能集中注意力，以后也会一直学不好"，这种担心通过大脑的网络传达给了我。我想，是母亲的想法"这孩子学习时总是走神""这孩子学习不行"导致我陷入了"即使想集中注意力也做不到，完全学不明白"的状态。

我这么说，可能会有人反驳："明明是自己不好好学习，还怪罪父母。"事实上，我自己当时也是这样想的：我只会找借口；我是真的不行，因此无法上进。

然而，经历了下面这件事之后，我的猜想变成了确信。

在高中时代，英语成绩分为10个等级，我只拿到了2等。然而我下定决心，要去美国留学，成为一名心理咨询师。最终我远离母亲去了美国，开始学习。到了美国之后，每次我与母亲打电话取得联系，就又会回到"学习时总是不能集中注意力"的状态。

但是，只要不与母亲联系，我的状态就会转变，想道：咦，兴许我也是可以集中注意力学习的？在那之前，我只要一翻开教科书，就会突然发现房间没有收拾，于是转过头去开始大扫除，然后陷入"我太累了，没法学习"的状态；而在那之后，我却能够在一定的时间内聚精会神地阅读教科书了。

此前无法集中注意力的状态到底是怎么回事呢？我明明是

可以坚持努力学习的。

然而，当我放长假回到日本，回到母亲身边后，之前无法集中注意力的状态又回来了。我即使打开教科书也读不下去，总会开始做别的事情。

但是一旦再次回到美国开始学习，我就又能集中注意力了，学习也很顺畅。我在人生中首次感受到了成绩逐渐上升的喜悦。

有了这番经历之后，我不禁想到：难不成，是母亲脑海中以“担心”为形式的想法变成电信号传给了我吗？

● “担心”这个词的背后是嫉妒

这里要明确很重要的一点。

在第 3 章中，我介绍了母亲斥责不做作业的孩子的故事。在那个例子里，母亲觉得：“我不得不做一大堆的家务，为什么只有这个孩子在自由玩耍呢？太过分了。”这种嫉妒心导致孩子陷入了不做作业的状态。也就是说，由于在情感、言语中掺入了嫉妒，结果导致孩子的“愉快 / 不愉快”代码出了问题。

而在母亲说“我很担心你”的时候，其实也是为了掩盖自己对孩子的嫉妒。

请注意，我已经多次重复强调过：嫉妒是动物性的反应，是一种发作。母亲担心孩子的想法的确是真实的，但与此同时，她自己也无法控制嫉妒的情感涌现出来，这是动物性的，也是无法避免的。

就像我那样，孩子由于被父母的嫉妒攻击打倒，于是没来由地认为是自己不行、问题出在自己身上。在这种情况下，受到嫉妒攻击的一方很难留意到自己烦恼的原因在于对方的嫉妒，因而问题还会进一步发酵、加剧。

虽说如此，坚持读到这里的读者应该已经明白了。只要能够察觉到对方（这里是指母亲或者父亲）的嫉妒，就能够摆脱有问题的状态。例如，写感谢信就是一种最容易理解的化解父母嫉妒的方法。

周围人的善意也暗藏危险

第 3 章中介绍的嫉妒、本章中介绍的母子关系，都是经由大脑的网络而令人产生无力感的。

不言而喻，大脑的网络所产生的无力感并不限于这些模式。有多种多样的因素都能够导致无力感这一故障。

案例⑦

这个很重要，可以放一放

姓名：W 女士

性别：女

年龄：40 岁

一直以来，我都能给要做的事情排出个先后次序，然后高效率地推进工作。可是最近三周以来，我变得无法按照优先顺序做事了。由于总是先从优先级低的事情入手，结果使得优先级高的事项被推迟，最终无法完成。这样的情况以前从来没有出现过，所以我觉得很困惑。

例如，我心里很清楚，目前最优先的、必须做的工作是制作要向某公司交付的新产品的样本，然而样本的制作却毫无进展。我虽然心里明白，可就是提不起干劲儿。我也找不到自己陷入这种状态的原因何在，所以非常困扰。我该如何是好呢？

W 女士并不是根据自己的评判来决定哪些工作必须优先进行的，所以她提不起干劲儿的原因并不在于万能感。

另外，W 女士也说了除这次以外，自己从来没有因为无法按优先级做事而烦恼过，那么也就不是因为她自身的行为偏好或者习惯累积的结果才导致了如今的烦恼。

为防万一，我还询问了她的健康状况有没有变化，回答是她并没有感到任何不适。

在这种情形下，就要考虑是不是周围一些正在关心她的人使她的行为和生活节奏出现了紊乱。例如，有没有可能是这样：W 女士身边的上司、前辈、客户等关心她的人希望她依赖自己，于是便打乱了她的优先顺序，让她感到困扰。

举个例子，如果母亲总是在自己身边，说着“是这样子的吧”“是那样子的吧”，什么事都帮自己代劳，那么孩子就什么都干不成了。也就是说，不能按优先级来做事的原因是一直在让母亲做决定。

这种情况的麻烦之处在于，就像母亲一样，给予关心的人完全是出于善意。

如果是像第 3 章中介绍的受到上司嫉妒攻击的 A 女士那种情况，即使 A 女士难以发觉上司是在嫉妒自己，也总还是能够想到，时常唤起自己负面情感的上司就是自己产生无力感的原因所在。

然而另一方面，如果是被一眼看上去很友好、很关心自己的人操控了，就算这样的人近在咫尺，也几乎不会有人抱有警戒心，因此通过大脑的网络所受到的影响便会尤其大。

如果你在想：周围明明没有可怕的上司，为什么我还是有无力感呢？就请留意周围关心自己的人吧。

消除故障

发现自己被干扰了

如果像 W 女士这样，发生了不能顺利地按照工作优先级推进事务的故障，很有可能是被什么人干扰或者操控了。而且，施加干扰的人可能出乎意料：大多是身边关心自己的人，比如母亲或者类似这种关系的人。有时候，母亲为了让孩子依赖自己，会让孩子变得没有干劲儿。

至于解决方法，首先是要意识到自己的工作受到了这个人的干扰。要认识到自己是被人干扰的，绝对不能自责。在这种情况下，外化依然非常重要。

W 女士问我："我如果认为自己受到了干扰，会变得讨厌那个人，这样不好吧？"

我回答："不是的。如果你变得讨厌那个人，也算是件好事。毕竟，要是受到了干扰的话，拉开距离对你反而更好。然而实际上，你并不需要有意识地讨厌那个人，只要留意到'我被那个人干扰了'即可。"

W 女士追问："那么，是不是不要太依赖关心自己的人会好一点呢？"

在 W 女士这种情况下，或许真是如此。

W 女士现在面临的问题是能否按照优先级好好完成工作，而不是应不应该依赖他人。如果能按优先级完成工作，W 女士就会快乐，因此我治疗的目的在于消除不能按优先级完成工作这一故障。在大多数情况下，只要认识到自己受到了他人的干扰，工作就能够顺利推进了。

面对可怕的未来，逃避不是办法

案例⑧

前有拦路虎

姓名：S 先生

性别：男

年龄：36 岁

我要是即将面对“必须向对方道歉”之类令人发怵的计划，就提不起劲儿了。虽然考虑过从公司辞职，一想到要是辞职的话会不会被部长给出一些不好的评语，就一步也不能往前迈进了。我该怎么做才能动起来呢？

在本书中，我已经反复解释了人与人的大脑可以联系在一起，组成一个大脑的网络。这种大脑网络的运作是当前的科学无法测量的。虽然仍处在假说阶段，但是还可以进一步设想如下情况：现在的自己还可能与过去的自己、未来的自己联系在一起。可以说，如果一想起过去就产生不愉快的心情，其实是由于现在的自己正在模仿过去的自己的大脑。

若是基于镜像神经元学说来解释这件事，可以说是S先生的大脑访问了未来的自己，于是唤醒了对“未来”的不安。S先生之所以说“去跟对方道歉太痛苦了”，是由于如果去道歉的话就真的会面对失败的未来，而未来的自己的大脑是与现在的自己的大脑联系在一起的，所以便会生出不安，发生故障，变得失去干劲儿。

如果有人说：“我对未来很不安。”周围很多人通常会对他说：“你多虑了。”或者诸如此类的话。然而实际上，这种不安是否真的是多虑，谁也不知道。也许是因为在未来真的会遇到令人不安的状态，所以现在想到时才会不安。也就是说，对未来的不安不是一句“多虑”就能消除的。

然而，也不必因此而变得绝望。如果真的不是多虑，那么现在感受到的痛苦就是在把未来的失败告诉自己。而且这样一来，只要在当前尽可能地考量未来可能会出现的失败，自然就能发现不会导致失败的选项，也就是说，可以借此找出通往成功的行为方式。

为了消除这一故障，我所建议的方法是：从失败的未来中学习，从而做出最佳选择。

前面已经说过，这种设想并没有取得科学证据的支持，因此可能会有人反对执行下文所述的这种消除故障的方法。在此，可以将其理解为一种外化训练，目的是让自己相信：我并不是因为懈怠才逃避讨厌的事物，而是在回避自己本有可能开启的未来。

下面对这种方法进行具体介绍。

消除故障

从失败的未来中学习

为了从失败的未来中学习，需要高度重视凭直觉感受到的“痛苦”“没干劲儿”这样的感觉。

首先，想象一种令你感到“做起来会很痛苦”的行为，然后决定不做出这一行为。在S先生的例子里，由于他感到“去跟对方道歉太痛苦了”，所以要先决定“不去道歉”。

决定“不去道歉”后，又会紧接着浮现出下一个令人感到不安的问题，比如对方生气了，打电话到公司怒吼道：“为什么没来道歉！”这一场景也会令S先生感到痛苦，因此请再次避开该场景。

如果接下来涌现的场景依然是不愉快的，那么就像在“纸牌翻翻乐”这个游戏中翻到了数字相同的牌时一样，让场景全部翻篇儿。不要在这里进行深入思考，请在瞬间做出决定。

这样一来，时间轴会不断改变，未来也会发生变化。

因为不去道歉而可能发生的未来事件将会一幕幕地浮现在自己的脑海里。

让脑海中浮现出可以想象出来的场景，就像把纸牌一张张翻过来一样，不必看牌面，直到最后什么都想不出来了为止。那么在此之后又会怎样呢？到那时，你就会找出哪种未来是最成功的。这就是让自己变得能够自如地采取行动的方法。

感到不安就意味着，未来真的很有可能会失败。如果在此时选择逃避，在时间轴上的彼时必定还是会在劫难逃。通过反复像上面所说的那样将浮现出的讨厌感觉抹除掉，就能够了解到可能会出现的各种失败。

看到失败的未来的同时，也就了解到了怎样的行为会导致失败。在“纸牌翻翻乐”中，一旦翻开纸牌就能知道哪个数字的牌在哪里，这种感觉与之有些相似。

最终什么都想不出来了的状态，就是你已经自动地完成了学习、知道了最好的行动是什么。如果直觉告诉你“就是这样，就是现在”，那么你就一定可以自发地动起来。

从失败中进行学习，学习得越多，就越会自然而然地明白该怎么做才能成功。如果觉得某种行为“真讨厌”，那么实际上可能的确如此，令人讨厌的未来正等在前方；这种感觉是准确无误的，因此一定要将这样的未来消灭掉。

S 先生曾认为“去跟对方道歉太痛苦了”，但他在采取了上述方法后，最终还是选择了去道歉。不是迫不得已地去道歉，而是主动为之。按照这样的方法，在合适的场合必须说的话就会自动、流利地说出来。由于已经从未来的失败中吸取了教训，所以便不会再出现同样的失败了。

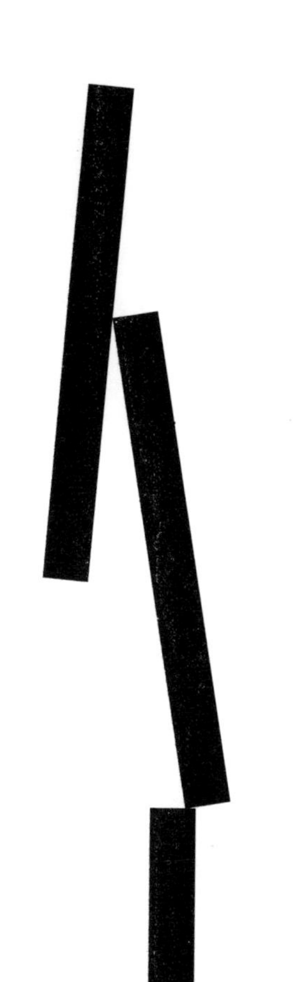

结语

故障消除后会怎样

在阅读本书的前后，你对无力感的理解改变了吗？还是并没有改变呢？

那些认为改变了的人，可能是首次听说人的身上出现“故障”会对日常生活、身体健康造成很大的影响。

与此相对，那些认为没有改变的人，且不说是否用过“故障”这个词，但一定已经体会过这样一种思维方式，即人原本就是按照“愉快 / 不愉快”代码生活的。

我们原有的生活方式就是朝着让自己幸福的方向发展的，然而只有在高度重视“愉快 / 不愉快”代码，并按照它来生活的情况下，才能真正做到这一点。如果出现了某种故障，那么精神上的起伏就会变得剧烈，你会看到许多原本可以不必去看的丑陋景象。

反之，故障被消除后，精神上的起伏消失了，展现在面前的将是宁静祥和、恬美淡然的广阔世界。可是，这个世界只有你自己才能看得到，也只有你自己才能体会。甚至可以说，你活着就是为了能够看到这个世界。

这是只能在此时此地感受，却又无法触摸的风景，我们每个人都可以积累这类风景。如果人人都能像这样创作出人生这样一部美妙的作品，你一定也会想要去收集许许多多美丽而愉快的风景吧？

抛弃万能感，了解大脑的网络这一机制，从而消除故障，按照“愉快 / 不愉快”的代码来生活，这对于摆脱无力感来说比什么都重要。但是还不只如此。你还可以将本书当作一种能使自己看到的人生风景更加美丽的暗示。若果真如此，我将不胜开心。

大岛信赖

2018 年 7 月 30 日

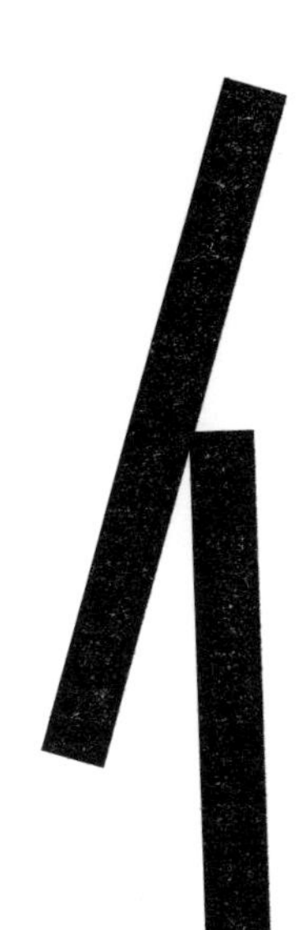

译后记

摆脱无力感

你是否曾陷入“dilemma”，无所适从又无能为力？你是否曾上一秒觉得自己无所不能，“给我一个支点，我就能撬动地球”，下一秒又成了一个泄了气的皮球？

你是否曾因为跟爸爸、妈妈、爱侣或者兄弟姐妹的相处出现问题而有了心结，影响到生活的幸福感？

再或者，你是否曾遇到过难处的同事、上司，甚至曾被同事告黑状、被上司打压，于是在职场过得很苦闷，又无力改变，不得不一走了之？

如果上述以及类似情形曾发生在你身上，那么也许本书会对你有所帮助。

● 每个人都可能会有无力感

生而为人，其实以上提到的各种情形迟早都不可避免地会遇到，对于大多数人来说，类似情形会比上文提到的还要更多。

万物皆有情，而人更甚。情一动，心就痛。要是事物的发展不尽如人意，难免会生出无力感。这无力感首先会反映在情绪、心理上，对人的生活幸福感带来负面影响。

而人乃血肉之躯，身心一体。如果被无力感吞噬久了，又始终没有正面的改观，那么久而久之，不仅是情绪、心理会朝着我们不希望的方向进一步发展，严重的话可能会导致抑郁症，还可能会波及身体健康，导致免疫能力下降。结果，我们的身心健康都会受到损害。

● 有了无力感，该怎么办？

无力感可能是由于脑部同时缺少两种神经递质——去甲肾

上腺素和5-羟色胺引起的。因此，如果在医生的指导下选择性地使用有助于这些神经递质分泌、调节的药物，同时好好休息、针对性地改进饮食习惯的话，状况可能会有所改善。

无力感状态还可能与寒冷的气候有关。如果能够坚持锻炼，就能逐渐改观。从这个意义上来说，坚持运动非常重要。

有无力感症状的人当然也可以去向专业人士（例如心理咨询师）求助。

或者，作为生活在我们这样一个竞争激烈、生活压力大的时代里的普通人，也可以自己修习一点基本的心理学知识。这样在遇到相关问题的时候，如果自己知道怎么去改善当然最好，如果不明白，也会更清楚应该到什么地方去找怎样的专业人士来帮助自己。

至少，接纳自己，接纳现状，不要自己跟自己过不去，不要活在别人的眼光或者评论里。找出自己的闪光点，放大，逐步增强自信。记得要自己对自己好，每天做点讨自己喜欢的事情（违法犯罪或者侵害他人权利的除外），比如可以多多研究厨艺，给自己做些好吃的犒劳自己。

此外，无力感可能源自孤独。所以，条件允许的话，领养一只喵星人或者汪星人陪伴自己也是一个不错的选择。你给它一个家；它给你温暖的陪伴。彼此治愈，多好啊！

还有一点需要指出，尽量不要无意中激起周围人（包括父母、同事、上司，以及可能需要向其求助的医生等）的嫉妒心。这也算是提高情商的一个方面。

最后，无事不惹事，有事不怕事。如果自己在与人相处中已经为对方考虑颇多了，而对方得寸进尺、越来越恶劣，那也可以考虑以眼还眼以牙还牙、以其人之道还治其人之身。

以上各个方面在本书中均有所提及，能够在本书中找到更具体的说明。其最终目的都是：摆脱无力感，让你的人生更幸福美满。

● 关于翻译

我本人具备心理咨询师2级资格，也曾翻译过多本心理学方面的书。在翻译本书时，我的原则是力求准确、简明、通俗、专业。

之所以将“通俗”与“专业”这两个看似矛盾的词放在一起，是因为：一方面，我在翻译过程中会力求用语通俗易懂；另一方面，本书毕竟是出自多年钻研心理学、从事心理咨询实践的心理咨询师之手，书中出现了一些专业术语，因此在专业术语的翻译方面，我则力求“专业”。

限于篇幅，这里只举两个例子。

日语里的“万能感”，其含义是“觉得自己无所不能的感觉”。在中译文中直接翻译成万能感，保留一点夸张感，同时语言上也更简明、通俗。

日语里的“バグ”，其本意是计算机程序中的bug，即程序故障。在本书中翻译为故障，比喻“愉快 / 不愉快”代码（具体说明参见本书正文）中出现的会导致心情不愉快的问题。

在此，非常感谢东方出版社引进这本对我们每个人日常的生活工作如此有益处的优秀外文图书，也非常感谢本书编辑王若菡女士在翻译工作中提供的各种协助以及指教、建议。

非常感谢东方出版社以及本书编辑选择了我；能翻译本书，我感到不胜荣幸。

希望本书对读者有所裨益，祝福读者们的生活更加幸福美满。

胡素芳

2020 年 7 月 20 日